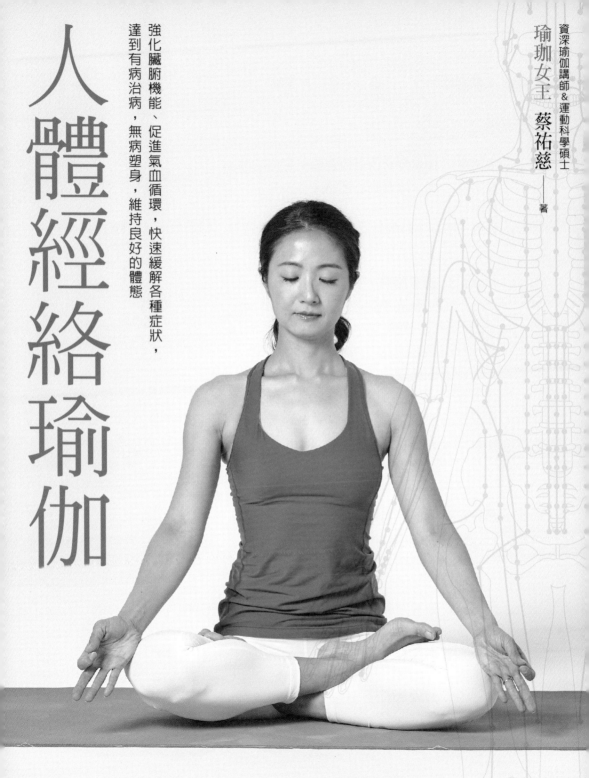

人體經絡瑜伽

強化臟腑機能、促進氣血循環，快速緩解各種症狀，達到有病治病，無病塑身，維持良好的體態

資深瑜伽講師＆運動科學碩士

瑜珈女王 蔡祐慈

——著

晨星出版

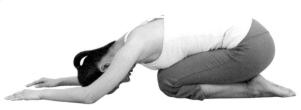

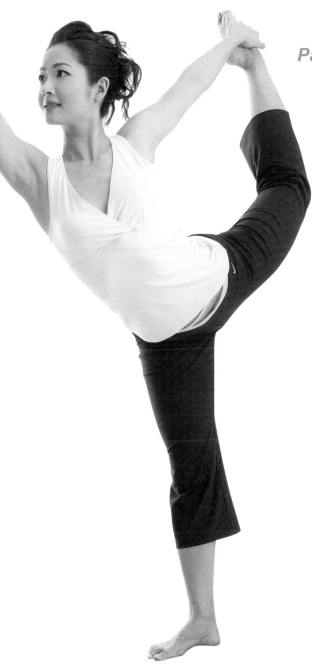

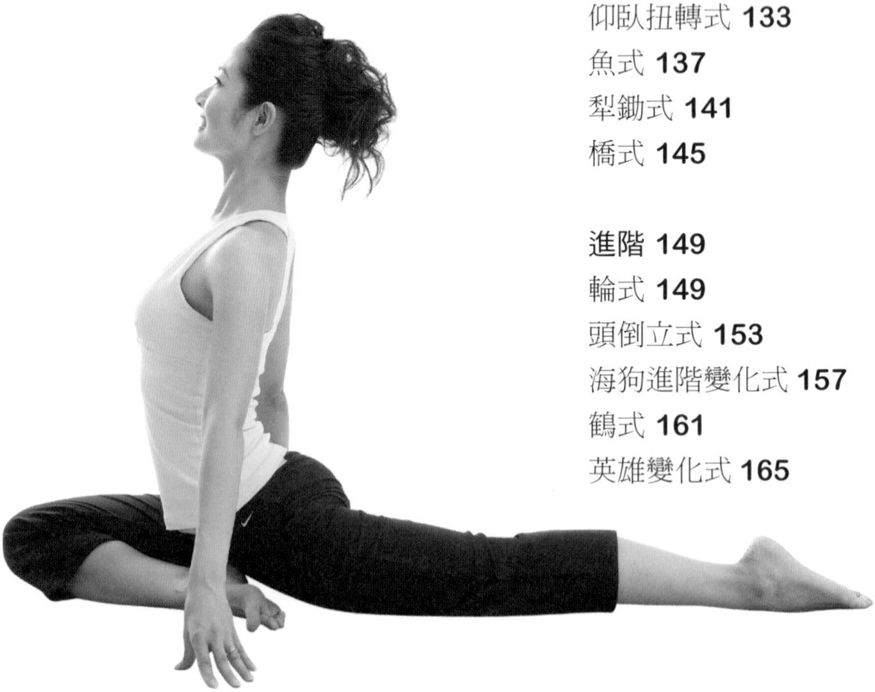

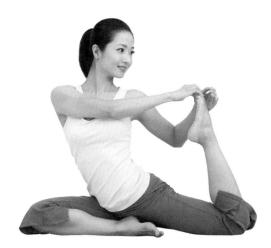

保健身體的最佳運動：經絡瑜伽

　　瑜伽源於印度且已有五千年的歷史，而經絡乃中國偉大醫術中，氣血循環的基本要素。當身體做瑜伽伸展或經絡按摩時，適度的疼痛都是氣血循環的好轉反應。是所言「經之所過，病之所治；通則不痛，痛則不通。」蔡老師在《人體經絡瑜伽》中，以自己專業的背景將瑜伽和經絡作結合，除了是一種新突破外，對讀者來說更是一大福音。

　　蔡老師曾見證我因車禍受傷的腳，在長期地練習瑜伽後而得以復原，故蔡老師希望我能藉此與讀者分享這段往事。在我 11 歲時，發生了一場車禍，右大腿骨被撞斷，在緊急送醫後，採用沙包牽引的方式醫治，但兩個禮拜後，效果不彰。又改用開刀將鋼釘固定在骨折處，然後就打上石膏固定，經過了三個月後，整條大腿往左邊彎曲，變成不良於行，從此要靠枴杖支撐。

　　於是家父和家母就展開了一場中西醫合併，聯合醫治我的腿，甚至不惜賣掉田產，四處拜訪名醫。即使在這過程中，我又開了四次刀，卻依舊是「長短腿」，讓我感到相當自卑。直到我在二十五歲那年遇到了中華民國瑜伽協會理事長華淑君老師，當時老師已經 80 多歲了，身材曼妙，身體及精神都很好。我開始向她學習瑜伽，並從中獲得許多養生之道，在老師的鼓勵之下，我固定練習瑜伽（雖然拉筋的過程痛不欲生），現在走路的樣子已恢復正常，甚至沒人相信我曾經是個瘸子。

因為曾經受過「瑜伽的恩惠」,我拜師學藝,並開業授課瑜伽、經絡、氣功、正骨及芳療。蔡老師所著的《人體經絡瑜伽》一書,便是教導讀者,做瑜伽除了可以讓體態更柔美外,在每個體式中,還能拉到身體不同的經絡,緩解不同的症狀。甚至現代人最常見的腰痛、肩痠等文明病,你也能從做瑜伽而獲得改善。用心看完蔡老師的大作,每天伸展筋骨,達到經絡暢通是瑜伽的平衡概念,就能長保身體健康。

馬偕健康管理專科學校兼任教師
CITY & GUILDS國際培訓師

利用瑜伽打通經絡

　　人體的肌肉，有個小開關，例如在日常生活中，打開電腦、做家事、讀書……，肌肉裡的小開關都是打開著，讓肌肉能適度收縮，對抗地心引力。但是有些人長期處在壓力與慣性下，直到休息、睡眠時，開關也沒關閉，所以形成累積性傷害，堆積乳酸，刺激末梢神經，引起全身痠麻漲痛，甚至肌肉僵硬、偏頭痛。瑜伽大師能夠利用呼吸法、體位法與拉筋姿勢，來關掉肌肉的小開關，可以很輕易地放鬆肌肉。就瑜伽不同的體位法與姿勢，伸展人體不同的經絡系統，經絡一旦通暢，新陳代謝與內分泌自然的旺盛，讓人能脫胎換骨、養顏美容，長壽健康。

　　肌肉的開關就是肌梭，它是負責感受肌肉的伸長，當肌肉被拉長的時候，會將訊息傳到脊髓，然後引起肌肉收縮，這種反射可以避免肌肉過度伸展，稱為牽張反射，當肌梭這個開關一直被打開（興奮），肌肉就會一直收縮，造成肌肉僵硬，也就是「不通的痛，痛則不通」。

　　本書最大的特色就是每一種瑜伽動作，將帶動伸長的經絡。配合圖形及經絡線路，讀者在做瑜伽時，於一吸一吐納之間，讓氣的共振打通經絡，於是做完全套的瑜伽動作，全身的十二經絡也打通了，如此繞行一周，即打通大周天，做完後會感覺全身舒暢、毛細孔微出汗，交感與副交感神經和諧，達到身心靈合一，物我兩忘的境界。

我本身也拜師學過瑜伽及淨化呼吸法，我自己親身體驗過，瑜伽與西醫復健拉筋伸展運動有許多相通之處。另外我也有針灸執照，發明一尊科學銅人，所以以我的西醫角度，這本書極適合瑜伽初學者及進階者。

徐上德 醫師

中華民國復健專科醫師
美國自然醫學會遠東區講師

發現「西方人體解剖學」與「中醫經絡智慧」的異曲同工之妙

　　運動科學背景的我，在過去幾年學習、教授瑜伽的過程中，總習慣以科學觀點去探討瑜伽對人體的幫助，像是生理學上，瑜伽如何強化體適能；心理學上，瑜伽如何助人修心養性；而解剖學上，哪些體位法伸展哪些肌群，改善哪些身體上的不適，這些都是筆者過去努力想傳達給學生和讀者的概念。

　　在一次偶然的機會，我結識了在中醫經絡療法上非常專精，且同樣有多年授課經驗的黃玉蘭老師，她拿著一尊畫滿經絡與穴道的人體模型，非常熱情的為我講述經絡對於改善疾病、養生保健的觀念，這充滿自信又急於把健康概念傳達給別人的神情，正和我在與人分享瑜伽有多棒時如出一轍，但是即便如此，習慣研究人體肌肉的我卻聽得一頭霧水，半信半疑，因為當時的我認為凡事都要有科學證據才能取信，這些看不見也摸不著的東西實在很難理解。

　　幾年的瑜伽教學又過去了，我逐漸從自己和學生身上的變化發現，人體的運作並不是從科學觀點就能完全解釋。以我自己為例，多年來一到冬天就容易手腳冰冷，如今此症早已不藥而癒；而每當感冒鼻塞、頭痛、身體僵硬不適，練了一小時瑜伽後症狀便得以緩解；曾經有幾位經期不順或不孕的學生，奇蹟似的上瑜伽課一段時間後得到改善；更有不少學員，憂鬱症、脂肪肝、失眠等等的問題，皆能因為瑜伽練

習日益健康。這些不勝枚舉的案例的確較難從生理學或肌肉構造來說明？慢慢的，我開始省思黃老師與我分享的觀點，學著以其他的角度來觀察瑜伽對人體的幫助，在參閱了許多近年廣受重視的黃帝內經與中醫經絡相關書籍後，決定向黃老師拜師學藝，進一步去了解神奇經絡對人體健康的影響。

感謝黃老師完全不藏私的將其必生所學傳授給我，本書的誕生黃老師是最重要的幕後推手。期待黃老師與我兩人的智慧結晶，中醫經絡與西方運動科學的奇妙結合，能帶給更多人健康的身心，幫助更多人改善身體上的問題，如此，我們耗時兩年的心血就相當值得了！

非常巧合的，我的每一本著作出版都有一件別具意義的喜事發生，這次我希望將這本最具挑戰性的嘔心瀝血之作，獻給我即將來到人世的小天使。

資深瑜伽講師
運動科學碩士

認識瑜伽・愛上瑜伽

本書不僅說明瑜伽對身心靈的種種助益，
更從運動科學的角度及中醫經絡的觀點切入，
讓您更明白瑜伽與人體健康的微妙連結。

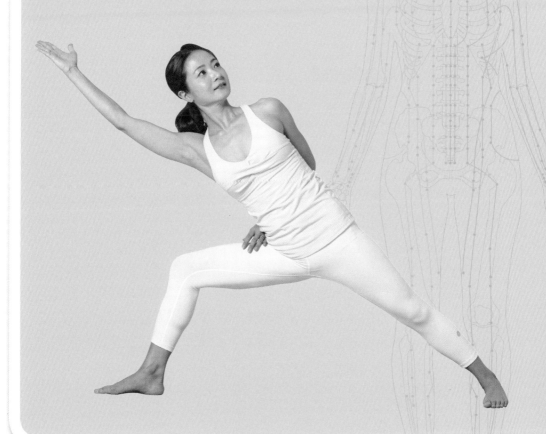

活到老練到老的「瑜伽」運動

大家都知道，運動是保持年輕健康的重要關鍵，但什麼運動才是最適合現代人的呢？是什麼原因讓現代人對瑜伽趨之若鶩？有愈來愈多人從規律的瑜伽練習中受惠，然而，在享受瑜伽所帶來的健康助益之前，可能會遇上許多阻礙及困難，以至於總有許多人無法堅持下去。

如何才能夠突破「撞牆期」，進而養成規律運動的習慣呢？要持續多久才能有所收穫？練瑜伽時又應注意哪些安全事項才能避免運動傷害呢？以上的問題是讀者和學員們最為關切的話題，也是練習瑜伽前應有所認知的概念，因此在探討經絡與瑜伽之間奧妙的關係之前，讓我以問答的方式來帶領你認識瑜伽這個超人氣的運動吧！

Q 為什麼練瑜伽的人愈來愈多？

A 現代人的文明病日益劇增，生理方面最常見的狀況有肩頸痠痛、下背痛、頭痛與肥胖，以及累積較長時間而造成的五十肩、駝背、僵直性脊椎炎、失眠、心血管疾病等；心理上的疾病如憂鬱症、躁鬱症也愈來愈常見，這些問題大部分的起因來自於生活型態，只要著手調整生活習慣，便能避免這些疾病的發生。

無論是生理上或心理上的文明病，多半是長期惡性循環累積而來。先從心理上文明病的例子說起，現代人生活緊張、壓力繁重，剛開始可能只是無法調適所面對的壓力，之後有了失眠的徵兆，開始有經常性的輾轉難眠，而不良的睡眠品質會直接影響一個人的情緒，工作品質與人際關係於是跟著走下坡，逐漸產生焦慮問題，這種情況若無法得到改善，就有罹患憂鬱症的隱憂。

生理方面亦是如此，以五十肩和僵直性脊椎炎為例，剛開始可能

只是容易感到疲勞，漸漸地肩頸痠痛、緊繃以及下背疼痛的情形跟著出現，接著身體不適的頻率愈來愈頻繁。有許多人對此不以為意，毫無警覺地默默承受疼痛，沒有立即設法改善，直到有一天手舉不起來，才發現自己得了五十肩；或者行動力趨緩，脊椎痛到不容易動作，才發現脊椎病變已然發生。

肥胖問題何嘗不是如此？肥胖也絕非短時間造成，若發現自己體重過重、體脂肪過高，卻沒有改變飲食，養成規律運動的習慣來積極減重，除了讓人對自己的外觀失去自信外，可怕的是肥胖將大大提高心血管疾病的潛在危機。

其實我們可從各方面抱持著積極的態度，避免上述種種疾病的發生，畢竟「健康」才是幸福和財富的根本！而瑜伽正是可以幫助解決以上可能發生的各種文明病的良方，可說是現代人的健康處方、紓壓良藥、塑身秘笈，所以許多人在接觸瑜伽後就愛上了它。能積極持續練習瑜伽的學員，幾乎都能逐漸感受到身體不適的症狀得到改善，身材變得輕盈，動作靈活許多，心情也隨之開朗起來，生活品質提升了，疾病就自然而然遠離了。

十多年的教學歷程中，我親眼見證許多學員的身心及體態因學習瑜伽而變得更健康，那些感動實在不是三言兩語就能道盡。所以尚未開始瑜伽的讀者們，請務必下定決心，親身體驗瑜伽為我們帶來的喜悅！

本書不僅說明瑜伽對身心靈的種種助益，更從運動科學的角度及中醫經絡的觀點切入，讓您更明白瑜伽與人體健康的微妙連結。

要如何持之以恆地練瑜伽？

大部分的學員剛開始練瑜伽時都會感到非常辛苦，尤其停留在某些體位法的過程中真是痛苦難耐。有些人很可能只上了一堂一小時的課，肌肉就會持續痠痛兩、三天，遇到這樣的狀況確實會讓人很想放棄。就連熱愛瑜伽的我也曾有過這樣的經驗。

回想起十多年前，我在沒有任何課程體驗的情況下，就衝動地花了將近十萬元報名了瑜伽師資培訓班，萬萬沒想到每次上完瑜伽課就會頭暈腦脹好一段時間，看到其他同學直呼上完課有多麼舒服、暢快，我卻在一旁不斷地揉捏脖子、按壓太陽穴，試著減緩身體上的不適，完全無法理解到底哪裡有舒暢的感覺，而且這種情況竟然維持了將近三個月之久，若非因預繳的巨額學費督促著我必須持續下去，我早就逃之夭夭囉！

記得還有一回，為了持續進修，我參加了每週六半天的「阿斯坦加瑜伽」師資訓練，即便當時的我已經成為瑜伽老師，每上完一次課仍會身體痠痛一個禮拜，我還是忍著痛練習，撐了好幾個月。回想起學習瑜伽的這些過程，實在是非常的辛苦，但若非一連串的堅持，我必定無法嘗到瑜伽帶給我的甜美果實與回饋。

後來，我才了解剛開始練習瑜伽之所以會感覺到不適，簡單來說是因為身體的體適能尚未提升的原故。想想看，一個鮮少運動的人，無論心肺功能、身體的肌肉力量與柔軟度等皆沒有受過訓練，自然處於較不理想的狀態，一時之間要開始加強身體的各種功能，必定需要經歷一段適應期。在這段期間，學員在練習中可能會感到呼吸不順暢、肌肉疼痛、伸展時緊繃難耐和頭暈等症狀，練習後隔天更不免發生「延遲性肌肉痠痛」。「延遲性肌肉痠痛」指的是練習、動作的當天並不會立即有不適的症狀，反而是隔日一覺醒來，才感覺身體好幾處的肌肉變得緊繃痠痛。

這一連串在瑜伽練習初期所引發的不適，中醫稱作「瞑眩反應」或「好轉反應」，這種暫時的症狀是身體排毒的反應，將身體原有的不健康狀態一次排出，因而可能感到特別不舒服。

有些人會因此懷疑自己是不是受傷了，其實面對「延遲性肌肉痠痛」或「瞑眩反應」時無須過於擔心，這只是身體機能進步的過程罷了，只要持續訓練，一但身體條件提升，這種情形就會逐漸地消失。若因為怕痛而一再間斷或休息，想等到身體感覺不痠不痛後再繼續練，此時身體進步卻中斷了，反倒會讓不適的情況反覆地發生。

想要成為瑜伽達人，讓自己擁有健康的身體、曼妙的身材，最難的部分絕不是瑜伽體位法，而是「毅力」。每週至少練習三～五次，如此持續三個月以上，痛苦的感覺必然會消失，取而代之將會是上課過程中的舒展放鬆，以及課後的渾身暢快。唯有持之以恆，才能一步步開始享受瑜伽，並且感受到身體的改變。當你發現困擾自己的一些身體上的毛病逐漸消失，身體線條也日益變得漂亮，屆時不愛上瑜伽也難。

Q 要持續練習多久時間，才能感到瑜伽對身體有明顯的幫助？

A 我非常榮幸能在這十多年的瑜伽教學歲月中，幫助無數學員改善身心健康，學員們能在我的指導下變得更加健康快樂，著實帶給我無限的成就感與幸福感。真實的例子不勝枚舉，更難以用筆墨形容，僅以下列段落和大家分享一些最讓我印象深刻的例子。

這些年來，我碰過好幾位經期不正常或已經有一段時間無故停經的學生，卻在持續瑜伽課後不到三個月就奇蹟似地恢復正常。也有許多學生長期受上背、肩頸緊繃痠痛所苦，必須經常尋求刮痧、拔罐或油壓按摩等方式來獲得暫時的緩解，然而自從上了瑜伽課後，他們從事這些療法的頻率便逐漸減少，更有學員在連續上瑜伽課六個月到一年的時間後，各種不適的症狀自然而然地消失了。

我也曾經教過許多駝背、平背以及脊椎側彎的學生，他們在進行某些體位法時分別有特殊的「罩門」，如駝背的人手一旦需要舉到耳邊，就會顯得痛苦萬分；而平背的人，難以屈身滾動自己的身體；脊椎側彎者則連躺都躺不正。可是這些學生在大約六個月的規律練習後，就能將原本不佳的體態矯正過來，甚至還有人因為脊椎矯正過後，而增高一、兩公分。

有位六十歲左右的學員，為她的五十肩症狀困擾不已，原本她只

要將手舉起超過肩膀就會疼痛不堪，可是在歷經大約一年不間斷的瑜伽課後，她的五十肩不藥而癒，而且能一起進行所有一般人做得到的體位法。

不只一位似乎罹患憂鬱症學員，剛來教室時臉色蒼白、面容憔悴，因為長期皺著眉頭，眉間都出現一條深深的皺摺線了。意想不到的是在勤做瑜伽三個月後，她的面色紅潤了起來，臉上也常掛著笑容，而且經過個一、兩年的時間，原本眉間的紋路也消失了。

其他舉凡頭痛、失眠、甲狀腺亢進、僵直性脊椎炎的學生，只要持續練瑜伽半年、一年不等的時間，即可改善生理、心理狀態的比比皆是。當然，為了減重而來的學生還是最多，持續的瑜伽訓練可以讓軟趴趴的贅肉逐漸消失，肌肉量增加了，代謝能力也跟著提升，線條自然得到修飾，體態變得優雅美觀。我教過最久的一個班時間長達六年，從第一年便開始參與的學員約有七人，你相信嗎？一直到現在，他們的身材除了高矮之差，個個練就了一身曼妙的「瑜伽身材」，老的、少的都玲瓏有緻，事實上連身為老師的我都難以置信呢！

由於每一個人的身體狀況不相同，練瑜伽後身體能得到何種變化及改善，以及每個人獲得改善所需的時間不盡相同，這些微妙的改變只有自己親身體驗才能真切感受。上述這麼多的案例，所有學員唯一的共同點是，他們都曾經經歷剛開始練瑜伽時的辛苦過程，並且突破了最痛苦、最想放棄的前三個月，持之以恆地把瑜伽當作如同吃飯、睡覺一樣重要的生活習慣。

瑜伽對身體的益處是潛移默化的，不必想太多，也不必有壓力，或許有一天你會突然驚覺：咦！我的小腹變小了！我的睡眠品質變好了！我的經痛消失了！儀態變美了！我犯頭痛的頻率愈來愈少了……。這些都是我和學員們曾經有過的驚喜，最近我還發現自己長高 1.5 公分呢！從國一開始就持續 162 公分高的我，竟然長高了！真的太不可思議了！

Q 如何運用正確的呼吸做瑜伽？

A 有些瑜伽課的新學員，上課上到一半會感到頭暈，這其實和呼吸方式有很大的關係。呼吸法在瑜伽運動中扮演著舉足輕重的角色，在練習體位法時，一定要跟著指導老師針對呼吸方面的指示做練習。若是自己看書自習，更要特別留意呼吸部分的説明。

瑜伽的三項要素分別為：「體位法」、「呼吸法」和「放鬆法」。各式各樣的體位法只是瑜伽的其中一部分，若不懂得放鬆和呼吸，練習體位法時會感到疼痛難耐，我常跟學員説：「如果不懂得呼吸和放鬆，那麼做瑜伽體位法只是在自我虐待。」

練瑜伽時因為須運動到非常深層的肌肉，並要維持相同姿勢一段時間，往往會讓人做得咬牙忍痛，甚至面目猙獰，其實這是不正確的，深層而緩慢的呼吸可以幫助身體肌肉放鬆，情緒也能因而得到平靜，若能掌握呼吸技巧，疼痛的感覺便會減輕，取而代之的是深度伸展的舒暢感。掌握了呼吸法，身體才能夠放鬆，身體得到放鬆，練習體位法才有意義，所以呼吸可説是瑜伽三要素中最為重要的一環。本書在介紹體位法時，每一個步驟都會配合呼吸引導，目的就在於幫助讀者在呼吸順暢的情況下，用最舒適、放鬆的身體去練習體位法，避免氣喘吁吁、喘不過氣或肌肉緊繃疼痛的感覺。

瑜伽呼吸法有很多種，最普遍的是腹式呼吸法，所謂腹式呼吸並不是將空氣吸入腹部，而是在呼吸時藉由腹部肌肉的協助，幫助肺腔在膨脹和收縮間有更大的彈性。放鬆且自然地鼻吸鼻吐，吸氣時腹部突出，使橫膈膜有空間下降，肺部能儘量膨脹至最大，吸進更多氧氣；吐氣時腹部向內凹，橫膈膜向上提，肺腔縮到最小，盡可能把空氣吐盡。有許多人在吸氣時，肩膀習慣向上聳起，此時橫膈膜上升，不但吸進來的空氣少，肩膀也因此無故用力，這是沒有效率的呼吸，長久累積下來，當然容易疲勞。

剛開始嘗試腹式呼吸時，可能會感覺呼吸不到空氣，但是別擔心，只要持續半年以上的瑜伽課程，並在課堂上注意自己的呼吸方式，有

一天你會突然發現，你已經將腹式呼吸融入生活，將正確而省力的呼吸方式逐漸變成一種習慣，精神自然而然變好很多，情緒也跟著較為穩定。

身體柔軟度差，做不到「標準」動作該怎麼辦？

練習瑜伽沒有所謂的標準動作，千萬別認為自己的身體僵硬，怕會跟不上別人就不敢練瑜伽。相反地，正因為僵硬、柔軟度差，才更要透過瑜伽來改善身體的可動範圍。在我過去的教學經驗中，每位學員在持續練習三個月內，柔軟度就會有顯著的進步。

專業的指導員能依照每個人的情況，變化、調整個人化的瑜伽動作，因此無論男女老少，甚至是孕婦、有慢性疾病或不良於行者，幾乎人人都可以練瑜伽。瑜伽並非過去一般所認為的一定要「拗來拗去」、誇張地扭曲身體，練瑜伽的目的在於強化體適能、暢通經絡，達到改善體態、紓壓解勞、修心養性等功效，所以不必和任何人比較，只要專注在自己的感覺和呼吸上即可。若身體有特殊情況者，可尋求指導老師的協助，使用特定輔具或選擇替代動作，同樣能達到良好的訓練效果。本書所介紹的每一種體位法，都會同時提供替代動作和進階動作，讓不同程度的學員在輕鬆、無壓力的狀態下，評估自我能力，選擇適合自己的動作，安全而有效率地練習瑜伽。

瑜伽最忌諱的就是好強、與人比較和操之過急的心態。瑜伽和其他運動最大的不同是瑜伽沒有任何比賽，不競速也不比耐力，沒有輸贏，更無高下之分。許多學員看到教室中的其他同學，能做到某些動作，或是看到書中難度較高的動作時，就勉強自己跟進，這其實是很危險又不明智的做法，運動傷害往往由此不正確的心態所造成。因此在學瑜伽之前，最重要的是能放下身段、調整心態，以平靜、放鬆的心情，專注自我，虛心地修練自己的身心靈。

切記，瑜伽沒有「標準」，只要能循序漸進不急躁，持之以恆不放棄，人人都是瑜伽達人。

 如何正確地開始瑜伽運動？

和一般運動相比，瑜伽所運動到的身體範圍較廣泛而深層，因此一旦受傷，需要更長的復原時間。所以練習瑜伽前一定要建立正確的觀念，不勉強自己做任何高難度的動作，「循序漸進、安全第一」是首要關鍵。參考相關書籍，涉獵與瑜伽相關的基本知識，可以幫助自己聰明練瑜伽。有了正確的觀念及知識背景，不僅可避免自己做出傷害身體的體位法，更能讓練習者清楚如何慎選老師。無論從事何種運動，都必須長期持續跟隨專業且具學理背景的師資學習，才能練得健康，學得放心。以下提供選擇師資的幾點建議：

●不勉強學生做高難度動作
專業的瑜伽老師會不斷鼓勵學生聆聽、瞭解自己的身體，努力做到自己的極限，卻不會過分要求學員一定要做到個人難以達到的動作。當學員做不到某個動作時，好的老師知道如何以替代動作或者利用輔助工具來幫助學員完成練習，過於勉強反而會增加運動傷害的風險。

●能適當調整學員的動作
老師對學員的身體接觸，應是為了糾正錯誤姿勢，或者幫助學員了解進行動作時所需施力的方向，猛力推壓或拉扯都是不恰當的。好的老師會適時溫和地調整學員的動作。

●不斷精進學習
無論教授何種課程，教師能不斷追求進步，達到精益求精的境界是非常重要的。唯有教師持續地學習，才能給學員正確並跟得上時代的指導。瑜伽也不例外，雖然瑜伽源遠流長，但一脈相傳的傳統練習法，必須能融入現今運動科學所發展出的理論，才可堪稱為更健康、更正確的

運動方法。瑜伽老師修練的時間長短及教學經驗固然重要，但教師是否願意持續進修，概略瞭解人體構造及生理學等運動科學知識，也是讀者做選擇時必須考慮的重點。傳統土法煉鋼的方式，雖然美其名代代相傳，卻缺乏科學理論背景的支持，較無法正確的將人體肌肉結構與運動原理納入教學考量，容易知其然，不知其所以然，所以應該審慎考慮。

叮嚀

抱持著正確的學習態度，選對老師之後，最重要的就是「毅力」了。練瑜伽一點也不難，但堅持每週練習瑜伽二到三次的毅力卻非常不容易。許多學員三個月內就會被剛開始練瑜伽的痛苦打敗；也有許多學員好不容易堅持一段時間後，想改善的問題都大致改善了，就會萌生休息的念頭；更多人剛開始一頭熱，一段時間後卻用各種理由、藉口搪塞，逃避練習。要持之以恆練習瑜伽很不簡單，可是放棄學習總是特別容易。

瑜伽是生活的一部分，活到老練到老，健康活力永相隨，給自己一個留住青春，把握健康快樂的機會吧！改變生活型態，把運動視為生活的必須，只要秉持恆心、毅力，現在開始，絕對不遲。

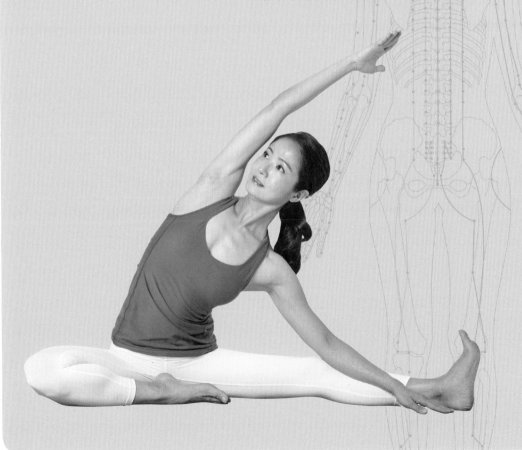

Part 2

人體經絡與瑜伽

痛則不通，通則不痛！
練瑜伽，通經活絡，
幫助我們改善體質，找回健康。

窺探人體經絡

中醫學把人類的自然生命力（氣）和營養（血）統稱為生命能量，即所謂的「氣血」；而生命能量以內臟為核心，左右對稱環繞於全身，稱之為「經絡」。經絡又以人體的五臟六腑，加上心包，共為六臟六腑來命名。

五臟指的是心、肝、脾、肺、腎，而六腑則是膽、胃、小腸、大腸、膀胱和三焦的總稱。其中「三焦」包括上焦、中焦、下焦，負責統括各臟器的機能，而「心包」是強化心功能的臟器，此兩者是依據中醫學的概念所建構出的臟器。除了上述的十二條正經之外，還有從尾骨的長強穴開始，順著脊椎通過背部，穿過頭頂百會穴，來到人中齦交穴的「督脈」，以及從會陰部，經由身體前側中央，到下顎承漿穴的「任脈」，即所謂任督二脈。十二條正經加上奇經八脈（註）中的任督二脈，全身總共有十四條經絡。

人體經絡對於維持五臟六腑的正常運作，扮演著極為重要的角色。臟與腑分工合作負責體內能量的運送、吸收、排泄和儲存，它們功能各異、各司其職，要維持臟腑與體表、頭部、軀幹、四肢之間氣血的暢通，有賴十四條經絡的循環，當生命能量能夠透過十四條經絡順暢流通全身，則身體就能保持在健康、充滿活力的最佳狀態。

簡單來說，每一條經絡分別有其關係最為密切的身體組織，例如肺經，顧名思義，就是對肺臟有最直接的影響，而大腸經則關係到大腸的健康，以此類推（詳見 P28 表一）。若更進一步探討經絡的功能，十二條正經掌管著人體的六大系統，肺經和大腸經關係著呼吸系統的健康；心包經和三焦經負責神經系統的健康；心經和小腸經則與血液循環系統息息相關；肝經、膽經和免疫系統相關；脾經和胃經與消化系統相關；腎經和膀胱經與內分泌系統相關。督脈統括所有陽的經絡，而任脈統括陰的經絡。如果經絡功能低落，就可能會引起各種相關病症（詳見 P29 表二）。

位於身體前後側的經絡

十二條正經加任督二脈
經穴終點及起點圖示

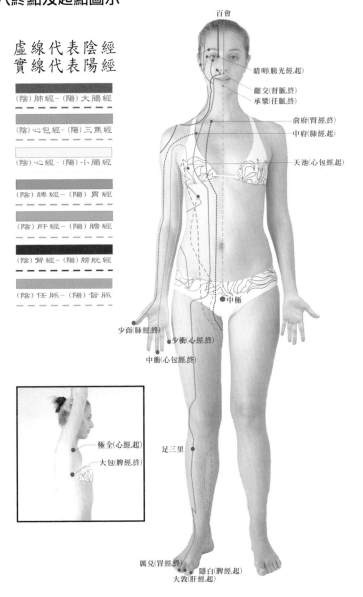

虛線代表陰經
實線代表陽經

(陰)肺經－(陽)大腸經

(陰)心包經－(陽)三焦經

(陰)心經－(陽)小腸經

(陰)脾經－(陽)胃經

(陰)肝經－(陽)膽經

(陰)腎經－(陽)膀胱經

(陰)任脈－(陽)督脈

百會

睛明(膀光經.起)

齦交(督脈.終)
承漿(任脈.終)

俞府(腎經.終)

中府(肺經.起)

天池(心包經.起)

中極

少商(肺經.終)

少衝(心經.終)

中衝(心包經.終)

極全(心經.起)

大包(脾經.終)

足三里

厲兌(胃經.終)

隱白(脾經.起)

大敦(肝經.起)

位於身體前後側的經絡

十二條正經加任督二脈
經穴終點及起點圖示

虛線代表陰經
實線代表陽經

（陰）肺經－（陽）大腸經

（陰）心包經－（陽）三焦經

（陰）心經－（陽）小腸經

（陰）脾經－（陽）胃經

（陰）肝經－（陽）膽經

（陰）腎經－（陽）膀胱經

（陰）任脈－（陽）督脈

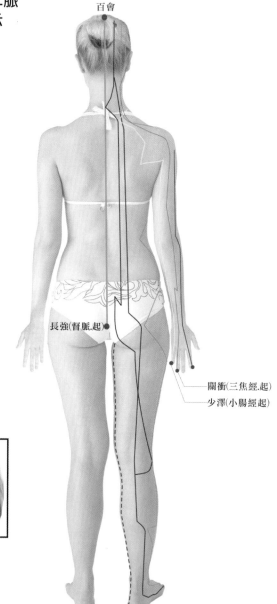

百會

長強(督脈.起)

關衝(三焦經.起)

少澤(小腸經起)

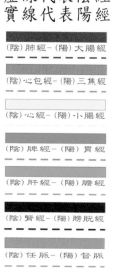

會陰(任脈起)

位於身體前後側的經絡

十二條正經加任督二脈
經穴終點及起點圖示

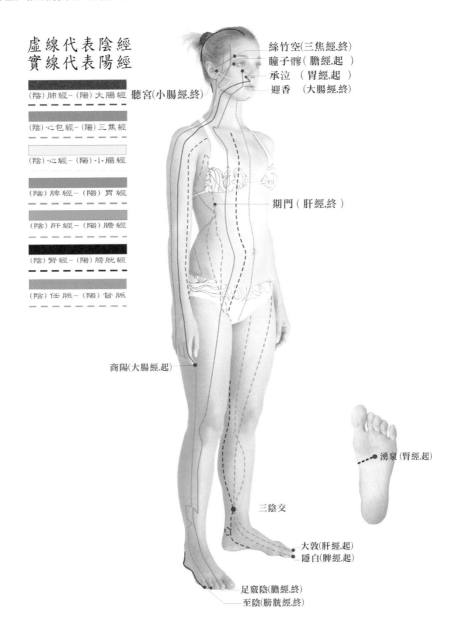

虛線代表陰經
實線代表陽經

(陰)肺經－(陽)大腸經

(陰)心包經－(陽)三焦經

(陰)心經－(陽)小腸經

(陰)脾經－(陽)胃經

(陰)肝經－(陽)膽經

(陰)腎經－(陽)膀胱經

(陰)任脈－(陽)督脈

絲竹空(三焦經.終)
瞳子髎(膽經.起)
承泣 （胃經.起 ）
迎香 （大腸經.終）

聽宮(小腸經.終)

期門（肝經.終）

商陽(大腸經.起)

湧泉(腎經.起)

三陰交

大敦(肝經.起)
隱白(脾經.起)

足竅陰(膽經.終)
至陰(膀胱經.終)

從圖一、二、三，我們可以很清楚的看出十四經絡的陰陽屬性，和每一條經絡的起、終點，實線代表陽經、虛線代表陰經，十四經脈中，有七條陽經，和七條陰經，一陰一陽，陰主吸收、陽主代謝，彼此相互呼應、相互調和。

表一　人體經脈與各生命系統對應表

臟 陰面	腑 陽面	六大系統	經絡功能低落引起的病症
肺	大腸	呼吸系統	（肺經）頭部充血、心悸、呼吸急促、口渴、手臂麻痺等 （大腸經）鼻塞、牙痛、喉嚨痛、口渴、肩頸酸等
心包	三焦	神經系統	（心包）心悸、呼吸急促、胸痛、心臟機能障礙等 （三焦）眼病、頭痛、胸悶、呼吸機能障礙等
心	小腸	血液循環系統	（心經）臉部灼熱或充血、口渴、手臂的麻痺或疼痛 （小腸）眼睛變黃、重聽、喉嚨腫大、頭疼、手麻痺疼痛
肝	膽	免疫系統	（肝經）下腹疼痛、腰痛、腳浮腫、褐斑、雀斑、焦慮 （膽經）肩酸、腳麻痺、臉色不良、皮膚失去光澤
脾	胃	消化系統	（脾經）噁心、下痢、腳部浮腫、腳踝的虛寒等 （胃經）便秘、下痢、頭痛、鼻塞、腳的麻痺和疼痛
腎	膀胱	內分泌系統	（腎經）浮腫、起立性暈眩、全身倦怠、腰到腳麻痺、精力減退、生理異常 （膀胱經）後頭部疼痛、後頸、背、腰、大腿、小腿的虛寒疼痛、鼻塞

表二 經絡起點與終點循環概略圖

經絡名稱	屬性	起點（有穴道的部位）	終點（有穴道的部位）	關係密切的組織
肺　經	陰	中府（胸部）	少商（手的拇指）	肺　臟
大腸經	陽	商陽（手的食指）	迎香（臉）	大　腸
心包經	陰	天池（胸部）	中衝（手的中指）	心　臟、腸
三焦經	陽	關衝（手的無名指）	絲竹空（臉）	身體的表面、神經
心　經	陰	極泉（腋下）	少衝（手的小指）	心臟、神經
小腸經	陽	少澤（手的小指）	聽宮（臉）	小腸
脾　經	陰	隱白（腳的拇趾）	大包（腋下）	胰臟、腸、生殖器
胃　經	陽	承泣（臉）	厲兌（腳的第二趾）	胃
肝　經	陰	大敦（腳的拇趾）	期門→（腹部）	肝臟、生殖器
膽　經	陽	瞳子膠（臉）	足竅陰→（腳的第四趾）	側頭、肩、體側部、膽囊
腎　經	陰	湧泉（腳底）	俞府（胸部）	腦、脊髓、神經、腎臟
膀胱經	陽	睛明（臉）	至陰（腳的小趾）	膀胱
任　脈	陰	會陰（肛門的前方）	承漿（下顎）	調和陰經
督　脈	陽	長強（臀部）	齦交（口中）	調和陽經

註：人體除了十二經脈之外，另外還有奇經八脈，包括督脈、任脈、衝脈、帶脈、陽蹺脈、陰蹺脈、陽維脈、陰維脈等八脈，奇經八脈可和十二經脈交互銜接，並能調節十二正經的陰陽氣血。

「通則不痛」——
瑜伽對經絡的影響與體質的改善

　　經絡以宇宙為基礎，宇宙是一個大的能量場，而人體是個小的能量場，如同一個小宇宙。十四經絡的流向有其一定的運行法則，互相接續全身，使得五臟六腑的運作彼此相互影響，正所謂「牽一髮、動全身」，因此平日的身體保健應著重於整體的保養，而瑜伽練習即是一種整體保養的概念。

　　從運動科學中體適能的觀點切入，瑜伽能強化柔軟度、肌力、肌耐力，增進心肺功能，調整體脂肪比例，雕塑體態；另一方面，從中醫的觀點切入看瑜伽，亦能發現瑜伽與中醫科學養生觀點有著密切關聯。

　　經絡雖能夠調節五臟六腑的機能，使生命能量順暢流通。但生活中卻有很多因素可能導致臟腑失調，生命能量滯留，此時經穴便會感到硬結和疼痛，中醫稱之為「氣結」或「氣淤」；也就是當我們按壓某一經穴或練習某一體位法時會感到特別疼痛，此為虛症。透過經穴按摩及練習瑜伽體位法，能暢通氣淤部位，緩解相對應的症狀，這也就是為何有時我們感冒鼻塞、頭痛、四肢無力時，透過一堂瑜伽課練習或藉由外力按摩後會舒服許多的原故。

　　「痛則不通、通則不痛」，打通經絡可使身心舒暢、百病不侵。若長期淤氣，沒有疏通，久而久之就形成實證（腫瘤、癌症）。此時由於體內氣血非常不通順，練瑜伽反而會感到特別吃力困難，因此需要多加休息，不宜過度勞動身體，可見得平日的保養有多麼重要。「預防勝於治療」，無論以運動科學的角度，或從中醫的角度來探討，瑜伽絕對是現代人不可或缺的養身之道。

瑜伽體位法能按摩硬結的經穴，當伸展到最極致時，更能刺激經絡的終起點穴道，藉此疏通十四經絡，逐漸暢通全身氣血循環，增強臟腑機能，提升細胞生物的能場，淨轉生化機制，讓生命能量再度活躍，恢復人體自然的能量場，同時協助其他臟腑，達到提升免疫系統、平衡內分泌系統等功效，使人體形成堅強的自體防禦網。若身體出現不適時，亦可在初期透過不同的瑜伽體位法快速舒緩或解除症狀，達到「經之所過，病之所治」的效用。經絡疏通了，頭痛、腰痠背痛、肩頸痠痛、雙腿無力、四肢冰冷、睡眠品質不佳、水腫、經痛等慢性病徵當然能夠不藥而癒。

　　本書共介紹了三十個以中醫十四條經絡為基礎的瑜伽動作，每一個體位法都對整體經絡的疏通有良好的效果，而且每一個體位法都可針對不同部位達到特別臟腑強化的目的。筆者也將編排一週完整課程，每天一小時，暢通十二條正經，徹底打通任督二脈。長時間規律練習，保持年輕有朝氣的身心，健康長壽絕不是夢想。

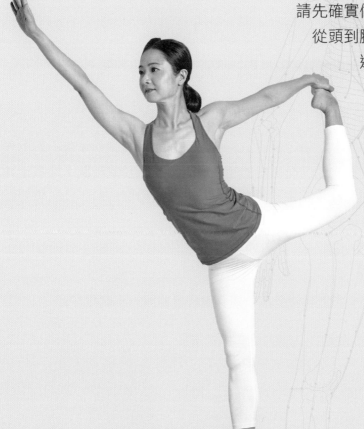

Part 3

暖身運動

開始練經絡瑜伽前，
請先確實做好暖身，
從頭到腳五步驟，
避免受傷！

暖身運動從頭到腳5步驟

　　暖身運動可喚醒身體肌肉、活絡筋骨、促進血液循環。充分的暖身不但能幫助你更加輕鬆地做到體位法練習，更能有效的避免運動傷害，同時也能減輕練習之後的身體疲勞感。因此，在練習主運動列舉的體位法之前，請務必先完成整套暖身運動。若你只有短短的十分鐘，那麼也可以單獨進行暖身運動，這些簡單的動作即能幫助你放鬆肌肉、紓解壓力。

注意事項

　　動作以緩慢、溫和為原則，不勉強自己過度伸展。

呼吸

　　動作過程中必須特別注意呼吸和動作間的協調性。每一個動作完成後，**停留五次深沉而緩慢的呼吸，大約三十秒的時間**。唯有旋轉肩關節、腕關節及踝關節三個動作是屬於連續動態的動作，只需要配合動作，維持順暢而有節奏感的呼吸即可。

起始姿勢

　　盤腿而坐，上半身挺直，讓脊椎儘量伸展，不彎腰駝背。

頭頸

1
吸氣──右手向上舉起。
吐氣──右手扶著左耳，輕輕將
　　　頭部往右拉。伸展頸部
　　　左側。

2
吸氣──雙手向上舉起。
吐氣──扶住頭後側，將頭由
　　　後往前輕壓，伸展頸
　　　部後側。

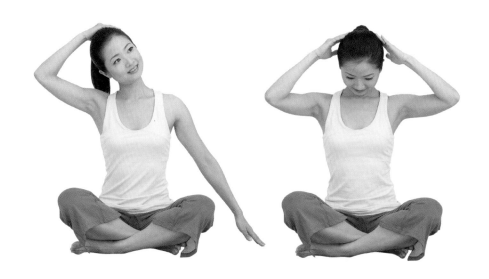

右邊兩個動作完成後，換左邊進行相同的動作。

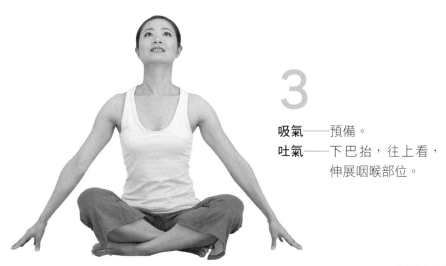

3

吸氣──預備。
吐氣──下巴抬，往上看，
　　　伸展咽喉部位。

手部

1
吸氣——右手伸直平放於胸前。
吐氣——左手掌扶著手肘，往身
　　　　體方向壓。

記得換手進行相同動作。

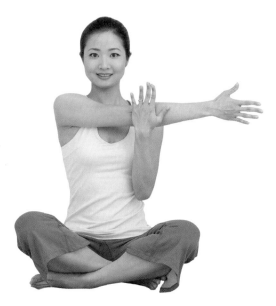

2
吸氣——右手向上舉起，由上往下彎曲，左手由下往上彎曲。
吐氣——雙手在背後互握，若手無法互握，可利用毛巾或瑜伽
　　　　輔助帶幫忙。

接著換手進行相同動作。

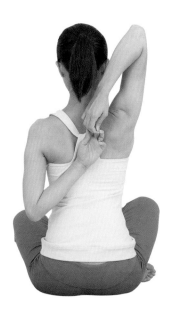

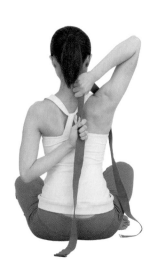

3 **保持平緩自然的呼吸**──手臂向外伸直，手腕繞大圈，
順時針、逆時針各五圈。

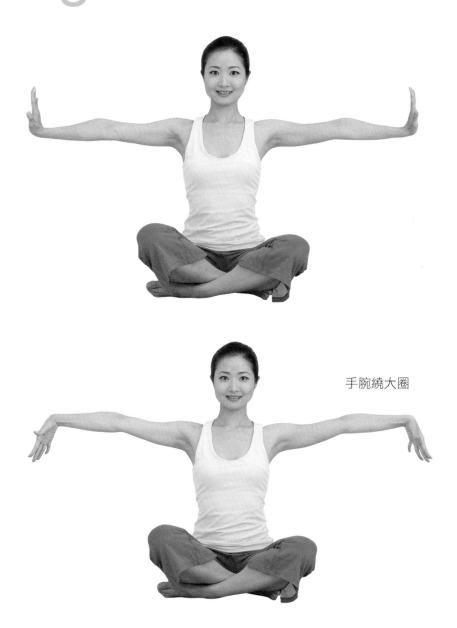

手腕繞大圈

肩膀

預備動作

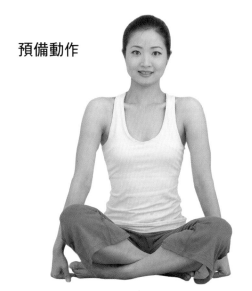

吸氣時——肩膀向上繞。

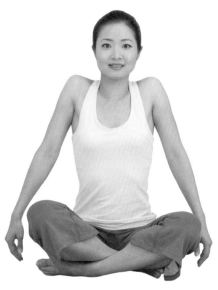

肩膀往前繞五圈，往後繞五圈。

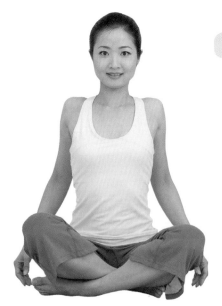

2 吐氣時——肩膀向下繞。

脊椎

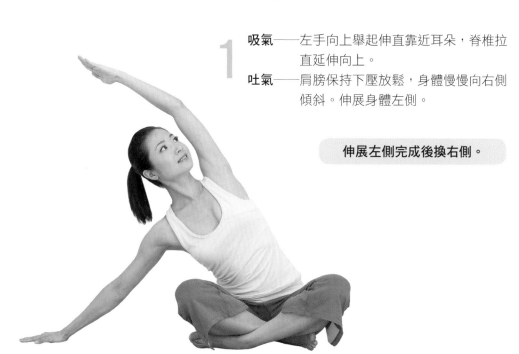

1

吸氣——左手向上舉起伸直靠近耳朵,脊椎拉直延伸向上。

吐氣——肩膀保持下壓放鬆,身體慢慢向右側傾斜。伸展身體左側。

伸展左側完成後換右側。

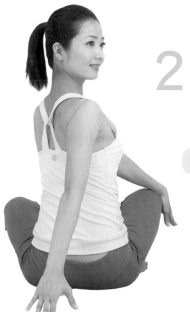

2

吸氣——身體往右後方轉。

吐氣——右肩向外擴開,下巴靠近右肩,使脊椎向右後方扭轉。伸展脊椎周圍的肌群。

右後方扭轉完成後,換往左後方扭轉。

3

吸氣──雙手向上舉起，手指交叉相握，放於後腦正中央，平
　　　常躺枕頭的位置。

吐氣──下巴抬高，往後仰，想像自己像躺枕頭一樣輕鬆的往
　　　後躺，手肘向後開擴。脊椎微微後彎伸展。

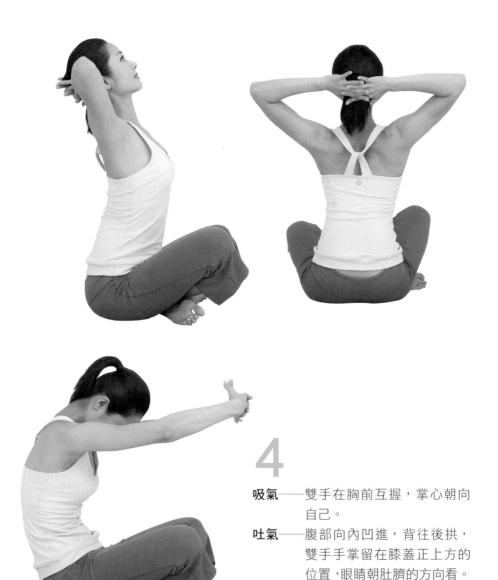

4

吸氣──雙手在胸前互握，掌心朝向
　　　自己。

吐氣──腹部向內凹進，背往後拱，
　　　雙手手掌留在膝蓋正上方的
　　　位置，眼睛朝肚臍的方向看。
　　　向前伸展脊椎。

腿部

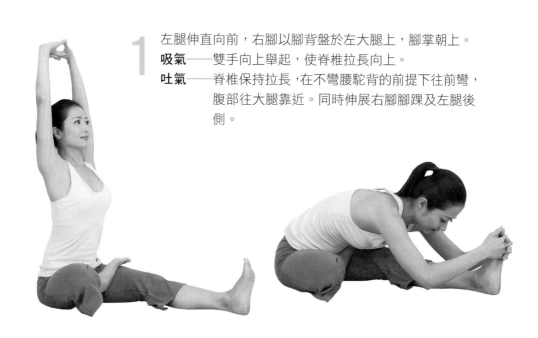

1 左腿伸直向前，右腳以腳背盤於左大腿上，腳掌朝上。

吸氣──雙手向上舉起，使脊椎拉長向上。

吐氣──脊椎保持拉長，在不彎腰駝背的前提下往前彎，
腹部往大腿靠近。同時伸展右腳腳踝及左腿後
側。

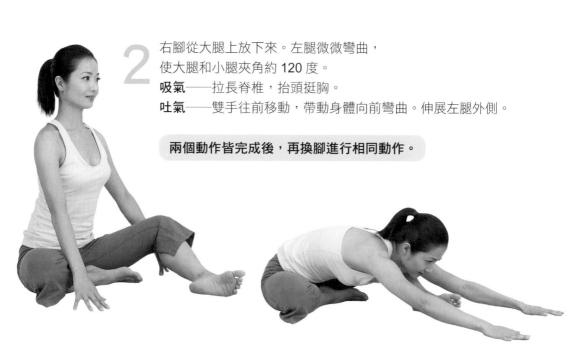

2 右腳從大腿上放下來。左腿微微彎曲，
使大腿和小腿夾角約 120 度。

吸氣──拉長脊椎，抬頭挺胸。

吐氣──雙手往前移動，帶動身體向前彎曲。伸展左腿外側。

兩個動作皆完成後，再換腳進行相同動作。

3 保持自然呼吸，勾腳背，轉一轉腳踝，儘量繞大圈，
順時針、逆時針各繞五圈。使踝關節暖和起來。

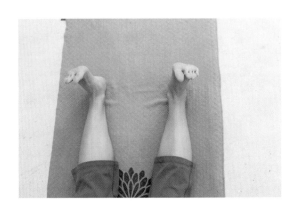

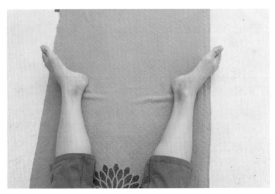

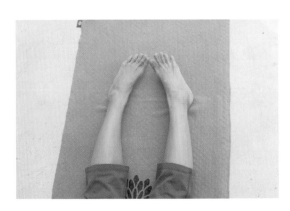

主運動

經絡瑜伽治百病

一當身體出現不適時，
可透過不同的瑜伽體位法，
快速舒緩症狀，達到「經之所至，
病之所治」的效用。

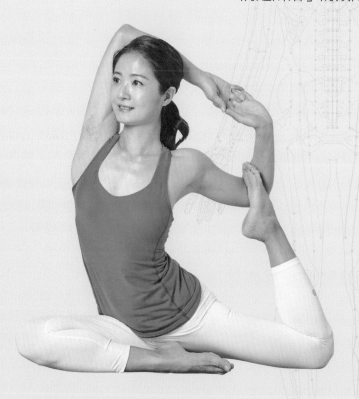

做主運動前，必須先了解……

　　為了確保運動安全，避免為受其益，先受其害，在進行主運動前，請務必詳讀以下注意事項，並且在練習每一體位法時，先看過動作說明至少一遍，千萬不要以看圖說故事的方式模仿學習，這樣是很容易受傷的喔！

動作與呼吸相互配合的重要性

　　無論你是要進入或退出體位法，都必須瞭解這是一個動態過程。為了達到最好的效果並且避免運動傷害，我們必須要讓這個過程依循最自然、最能讓身體適應的步驟進行；也就是我們必須隨時將身體的節奏感和規律的呼吸相互協調，才能使動作順暢，不致於感到氣喘吁吁。因此，請讀者在看書練習時，除了注意動作步驟的流暢度外，更要關注自我呼吸的方式。

　　當我們的動作完成時，必須靜止一段時間，通常我們會以呼吸次數來計算。初學者停留較短時間，而進階者則停留較長時間，可依個人情況作調整。初學者的一次呼吸大約是 6 秒，經過長時間練習後，一次呼吸的時間可能會增加到超過 10 秒、甚至更長，這表示我們肺活量的功能有了進步，五次的呼吸約是停留 30～50 秒，在停留的過程中，儘量以自然的「鼻吸鼻吐」，進行深層而緩慢的呼吸，藉此紓解伸展時的痠緊疼痛，享受並專注於身體肌肉舒展拉長的感覺。

還原動作和反向伸展

　　瑜伽講求平衡，每一個體位法都要有一個反向姿勢來維持身體的平衡，例如，完成左邊的伸展動作後，就必須做一個向右側伸展的動作；向左扭轉後，須向右扭轉；脊椎向後彎之後，須向前彎。因此，動作

後的還原步驟也要仔細閱讀，千萬不要忘了跟著做。還原動作不但可以帶領你以正確平順的方式回到中立姿勢，也提供了反向緩和的方法，能讓身體在做完體位法後，儘快回到放鬆舒暢的狀態。

常見錯誤動作

內文中列出常見錯誤的部分，是我在多年教學經驗中，整理出學員最容易出現的問題，這些錯誤動作通常有引發運動傷害的潛在危險。課堂中，老師可以直接幫助學員調整不適當的動作，若是看書自學者，一定要特別注意，避免錯誤動作的發生，否則可能適得其反，本來想以瑜伽健身，卻不小心傷了筋骨。錯誤動作經常是不知不覺做出來的，學習者應謹慎以待。

如果你是初學者

所有體位法都沒有標準動作，千萬不要有跟人較勁的壓力。從未接觸過瑜伽的讀者，請務必從「初階動作」開始嘗試。經過一段時間的練習，若能感到自己在體能及體位掌握上都遊刃有餘後，才能再進入一般練習的動作。如此不但能使身體以循序漸進、沒有壓力的方式提升體適能、疏通經絡，避免痠痛的產生，更能預防運動傷害，幫助你在最安全、保險的狀態下健身。

對於瑜伽運動完全陌生的讀者，還是建議您最好能在自家附近尋訪方便上課的瑜伽中心，有老師的指導、協助，和團體練習賦予的互相督促、鼓勵效果，再輔以本書的協助與建議，相信你一定能更安全、有效地達到練瑜伽的目的喔！

何時可選用進階動作？

「進階動作」適合那些曾和專業瑜伽老師練習過一段時間的讀者，身體的柔軟度已經進步到相當的程度，若想再更進一步鍛練自己的身

體，就可以嘗試本書的「進階動作」。

　　「進階動作」對於初學者及一般程度的讀者而言，還是有相當的危險性，千萬別勉強自己在無人指導的情況下練習，倘若不小心拉傷肌肉，反而需要長久的時間復原，千萬別貿然嘗試，以免得不償失。

經絡疏通及症狀緩解

　　氣血循環不順時，許多身體的不適症狀都有可能隨之而來，從P28表一中即能了解到人體經脈與生命系統的奇妙聯結，若有三條以上的經絡不暢通，將會引發病氣，使人體缺乏元氣與活力。隨時保持身體經絡的暢通，是養身的不二法門，瑜伽體位法能有效疏通經絡，伸展、刺激、按摩氣淤的部位，當身體有緊繃痠痛的感覺時，就應立即以各種體位法來紓解壓力，有某些特殊輕症的讀者，也可藉由瑜伽練習得到緩解，若累積成病氣後，再花費精力和金錢就醫，豈得不償失。

　　在接下來每個主運動的開頭，皆標示有該動作所能緩解的症狀，並圖解體位法進行中所疏通的主要經絡。讀者必須先了解的是，每一個體位法並不僅僅能疏通兩三條經絡，人體經絡是牽一髮動全身的，圖中所標示的是選取最主要的幾條來說明。也正因如此，每一體位法所能緩解的症狀也不只一種，僅以較具代表性的例子來作討論。

　　無論你希望藉由瑜伽達到養生保健的效果或改善身體特定的不適症狀，全面性且長期規律的練習絕對是最有效的，單一動作或偶爾為之的練習效果相當有限。在最後一章PART6中，筆者編排了適合各種讀者的練習課程，儘管一天只有十分鐘，也能正確的運動，保持經絡暢通，建議讀者參考課表循序漸進、按部就班練習，必能獲得最大的收益。

三角式 症狀緩解 | 腰痛、肩酸

　　進行三角式時，身體側面從肩、腰到腿的外側徹底的延展開來，主要能疏通身體側面的膽經，以及另一側對應的肝經。保持肝經和膽經的暢通可維護免疫系統的健康，增強抵抗力。除此之外，更能改善並避免腰痛及肩痠的症狀，久坐辦公室的讀者常有這方面的問題，應適時藉由三角式來緩解，以免長期累積壓力而引發疾病。

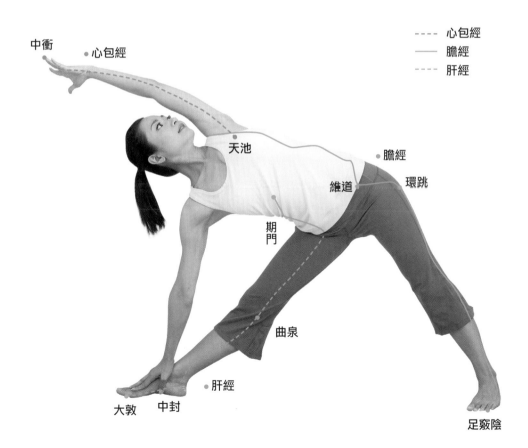

中衝　心包經

- - - - 心包經
———— 膽經
- - - - 肝經

天池

膽經

維道　環跳

期門

曲泉

肝經

大敦　中封

足竅陰

做三角式時，應挺胸收腹，想像脊椎向側面延伸拉長，不彎腰駝背，使身體維持在一個平面上（矢狀面）。你可以想像自己的身體夾在兩面很接近的牆中間，手臂和胸部不可碰到前面的牆，而臀部不可碰到背後的牆。完成動作時，可以提醒自己，下方的臀部往前推，上方的手臂往後拉，使得手臂不會遮住自己往天花板看的視線，且手臂和身體呈一直線。

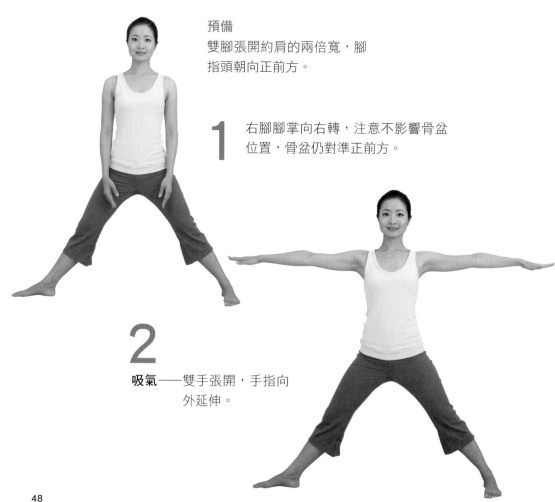

預備
雙腳張開約肩的兩倍寬，腳指頭朝向正前方。

1 右腳腳掌向右轉，注意不影響骨盆位置，骨盆仍對準正前方。

2

吸氣──雙手張開，手指向外延伸。

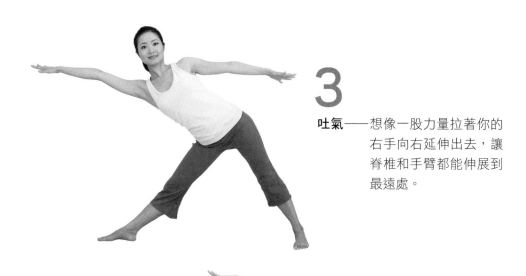

3

吐氣——想像一股力量拉著你的右手向右延伸出去，讓脊椎和手臂都能伸展到最遠處。

4

再吸一口氣預備，吐氣時手臂及身體皆往順時針方向轉，右手掌心貼地，左手貼耳朵，頭往左邊轉，眼睛往天花板看。

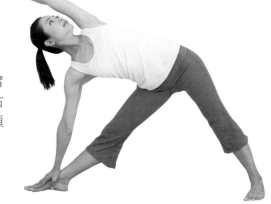

停留：五次呼吸，約三十秒。
還原：頭部向下轉，眼睛看著右腳掌，右腳微彎，右手輕推地板，同時左手帶動身體還原回正，腳掌也順勢轉回正。

接著，換邊做相同動作。

常見的錯誤動作

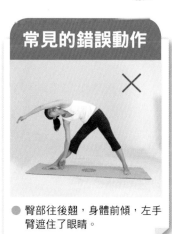

● 臀部往後翹，身體前傾，左手臂遮住了眼睛。

三角式的初階動作

　　會發生上述錯誤姿勢的主要原因，是腿部和脊椎柔軟度仍不足夠。此時不用擔心或勉強，只要使用適當的輔具，或選擇一些替代方案，把握「POINT！」段落所提醒的動作重點，仍然可以做出正確並充滿力與美的動作。

　　初學者在練習三角式時，可以準備一個「瑜伽磚」，將瑜伽磚放在腳掌的前側，如此，手扶磚取代扶地，使得背部較容易放鬆拉長，避免彎腰駝背。

三角式的進階動作

　　當個人的肌力充分具備後，將完全不需靠手支撐，即可保持平衡，此時雙手可於右大腿後方交握。可增加腹肌和腿部肌力的鍛鍊。

三角式的效果

1.伸展身體側面，訓練腹外斜肌的肌力，雕塑腰部的線條。
2.強化腿部的柔軟度和肌力、肌耐力。
3.增進脊椎和肩關節柔軟度，改善彎腰駝背等姿勢不良的問題。
4.伸展手臂，使手臂結實有力，且擁有美麗的曲線，減少多餘的脂肪囤積而成的「掰掰袖」。
5.疏通側面膽經，緩解腰痛、肩酸。

反轉三角式 症狀緩解│保健身體臟器

當我們練習反轉三角式時，整個脊椎會向後扭轉開來，同時腿部向後拉長延伸，可舒展整條膀胱經。膀胱經從頭走到腳，貫穿整個背部，起於眼睛內側的精明穴，止於腳掌外側小趾處的至陰穴。膀胱經有許多俞穴，如肺俞、肝俞、胃俞、腎俞等，「俞」有通道的意思，俞穴可以直接與相關的臟腑相通。當停留在三角式時，刺激按摩了這些俞穴，對於身體各臟器的保健有直接的助益。

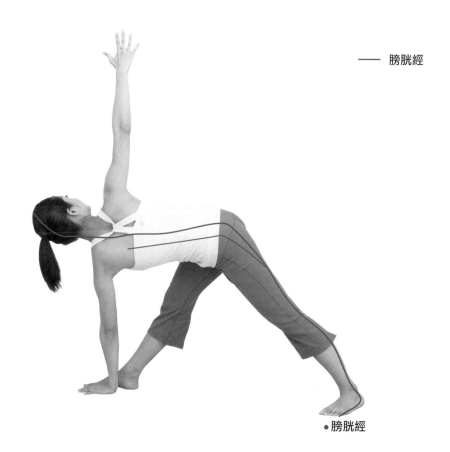

—— 膀胱經

● 膀胱經

相較於三角式，反轉三角式難度更高，應熟練三角式後再開始嘗試反轉三角式的練習。和練習三角式時相同，這個動作強調拉長脊椎，若彎腰駝背，胸口無法舒展開來，也就無法做到扭轉的動作了。

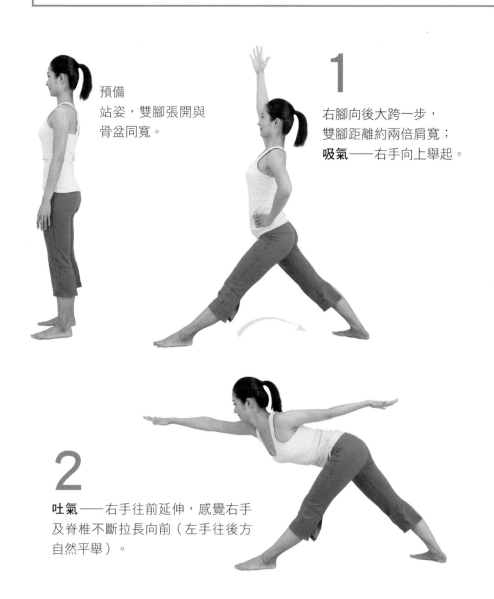

預備
站姿，雙腳張開與
骨盆同寬。

1

右腳向後大跨一步，
雙腳距離約兩倍肩寬；
吸氣——右手向上舉起。

2

吐氣——右手往前延伸，感覺右手
及脊椎不斷拉長向前（左手往後方
自然平舉）。

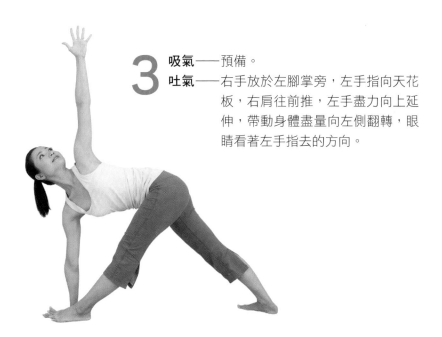

3 吸氣——預備。

吐氣——右手放於左腳掌旁，左手指向天花板，右肩往前推，左手盡力向上延伸，帶動身體盡量向左側翻轉，眼睛看著左手指去的方向。

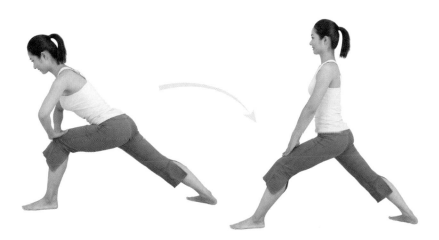

停留：想像一股力量拉著左手不斷向上延伸，停留 5 次呼吸。

還原：面朝下，前腳膝蓋彎曲，雙手扶著膝蓋上方，輕輕一推，帶動身體還原回正，右腳再往前併，回到站姿。

接著左腳向後大跨一步，換邊。

反轉三角式的初階動作

此體位法的重點在於脊椎的扭轉，若出現錯誤動作，最有可能的原因就是腿部柔軟度不足。我們可以和練習三角式時一樣，手扶住瑜伽磚，能讓身體被墊高，而較容易翻轉，腿部也比較容易伸直，如此才能達到強化脊椎和腿部柔軟度和肌力的效果。

反轉三角式的進階動作

右手從左腿外側往後穿，左手放到背後握住右手，軀幹仍保持平行地面，此時力量全部轉移至腿部和腹肌，加強訓練強度。

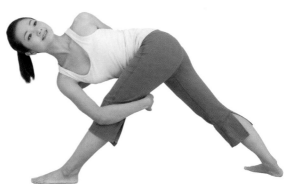

反轉三角式的效果

1. 強化腿部和臀部肌力，修飾下半身曲線。
2. 腹部和腰部皆獲得伸展，雕塑腰線。
3. 扭轉脊椎，增進脊椎柔軟度，幫助脊椎保持或恢復良好排列。
4. 按摩脊椎周圍的肌群，舒展上背和下背的壓力，改善或避免腰痠背痛的問題。
5. 舒展整條膀胱經，保健身體各臟器。

閃電式 症狀緩解 | 疲勞倦怠

抬頭挺胸，打開通過身體前側腹部和胸部的腎經；雙手舉起至耳邊，拉長行經手臂內側的心經；夾臀收腹採半蹲坐姿，強化膽經，全面改善手臂、軀幹到腳部痠麻、疼痛、緊繃的感覺，使通體舒暢，消除疲勞。

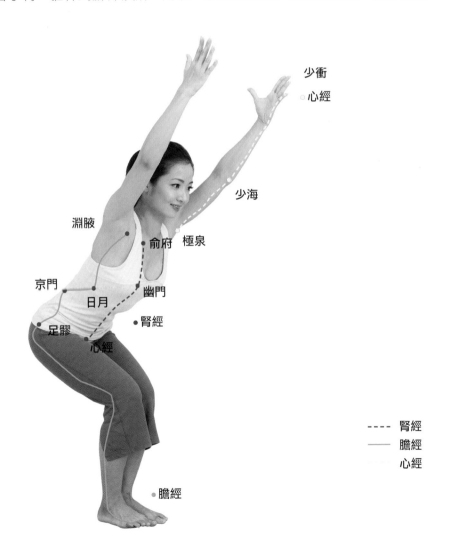

少衝
心經

少海

淵腋

俞府 極泉

京門

日月 幽門

腎經

足髎

心經

膽經

---- 腎經
—— 膽經
⋯⋯ 心經

整個動作的過程中，腹肌收、臀部夾，使脊椎保持在正確的排列是非常重要的。如果已有駝背問題的讀者，手要舉起來與耳朵同高會感到很辛苦，不過愈是如此，就愈要多練習這個動作，因為這個體位法同時是改善駝背的良方，在練習時一定要努力保持挺胸收腹，將手舉高，不駝背，多練習幾次後，就會愈來愈輕鬆，此時表示你的體態已經改善囉！

1

吸氣——雙手舉起於耳朵兩旁。

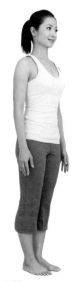

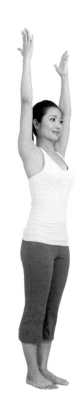

預備
站姿，雙腳併攏。

2

吐氣——在小腿儘量保持垂直地面的前提下，臀部往後坐，身體和手臂同時向前傾斜45度，想像自己好像正坐在椅子上一樣。

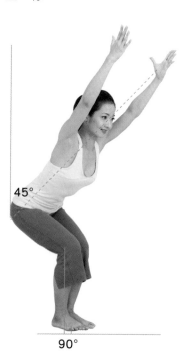

45°

90°

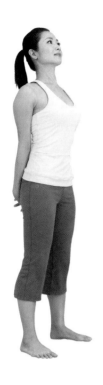

停留：眼睛看著前方地面，停留，進行五次穩定而
　　　緩慢的呼吸。

還原：吸氣時回到站姿。雙手在背後交握，伸直放鬆，
　　　肩膀闊開，下巴微抬往上看，停留五次呼吸。
　　　反向伸展緩和，同時將呼吸和心跳調整回最
　　　平和的狀態。

常見的錯誤動作

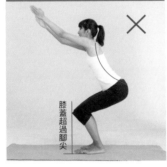

膝蓋超過腳尖

×

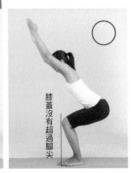

膝蓋沒有超過腳尖

○

● 駝背、手舉不起來，以及膝蓋超過腳尖是最常見的問題。
● 腹肌未施力，以致肚子往前凸出，腰椎過度彎曲，使得做
　此動作時腰椎壓力過大，而感到腰痠。

閃電式的效果

1. 強化核心肌群的力量保護脊椎，改善或避免駝背，預防脊椎病變。
2. 鍛鍊肩關節周圍的肌群，使肩關節柔軟度增加，避免肩頸痠痛，預
　防五十肩。
3. 腿部的所有肌群都能得到均衡的鍛鍊。
4. 強化膽經，消除疲勞。

閃電式的進階動作

單腳閃電式：預備站立姿勢改為單腳立，也就是將左腳背盤至右腿上，步驟 1、2。

盤腿時應注意將腳掌往前翻，讓腳背盤於大腿上，膝蓋儘量下壓，避免腳底板側面接觸大腿，否則大腿可能會疼痛難耐喔！

完成一邊動作後，一定要記得換邊。

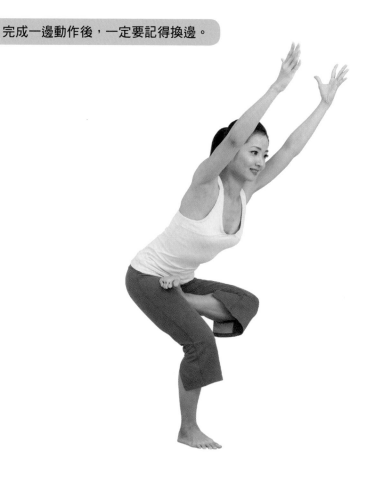

桌子式 症狀緩解｜手麻、腳麻、手腳虛寒

　　練習桌子式能伸展腿部後側，一直延續到下背、上背及頭部，疏通了整條膀胱經，同時雙手平舉，刺激通過肩頸及手臂的小腸經及三焦經，能有效緩解手麻、腳麻等循環不良的症狀，對手腳虛寒的改善也能有所幫助。

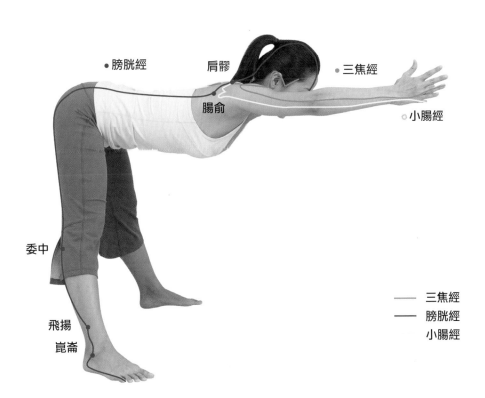

膀胱經　　肩髎　　三焦經

腸俞

小腸經

委中

飛揚
崑崙

―― 三焦經
―― 膀胱經
　　小腸經

！ 準備好了再開始

為了鍛鍊肌力，矯正駝背，在練習此動作時一定要特別注意拉長脊椎、抬高手臂，讓背部和手臂都延伸向前，形成一條有力量的直線。

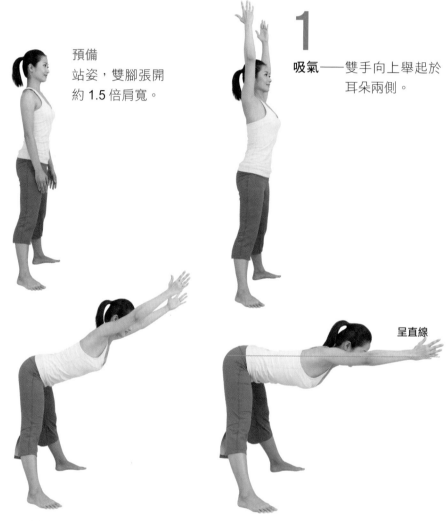

預備
站姿，雙腳張開約 1.5 倍肩寬。

1
吸氣──雙手向上舉起於耳朵兩側。

呈直線

2 吐氣──脊椎拉長向上，保持脊椎的 S 型排列，再慢慢的向前彎曲至使身體平行地面的位置。想像自己的上半身像板子一樣平，並穩定的蓋下來。此時，若放一杯水在背上，是不會倒的喔！

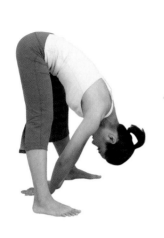

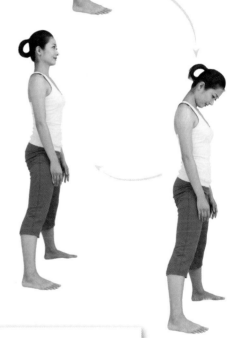

停留：保持順暢的呼吸 5 ～ 8 次。

還原：吸一口氣，吐氣時身體向下放
　　　鬆，雙手穿過雙腿中央，將所
　　　有的力量交給地心引力，讓脊
　　　椎、背部、頭部都得到休息。
　　　調息約 5 次後，脊椎慢慢向上
　　　捲起，回到站姿，或繼續靠著
　　　牆進行補充動作的練習（參閱
　　　P64）。

常見的錯誤動作

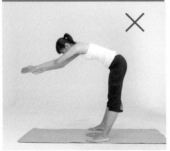
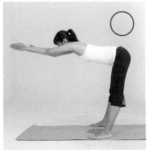

● 低頭、駝背、手未舉起與耳朵同高。

桌子式的初階動作

　　平常有駝背習慣、腹部及背部肌力不足的初學者，剛開始不容易做到身體平行地面並且不駝背的姿勢。此時，先將桌子往前蓋 45 度即可，如此背能較輕鬆的拉長，手也較容易抬到與耳朵同高的位置。

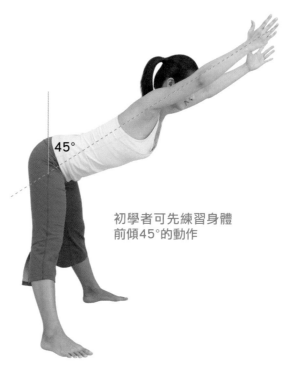

45°

初學者可先練習身體
前傾45°的動作

桌子式的瑜伽效果

1.強化脊椎周圍的肌群，有效矯正駝背問題，使身體恢復良好的體態。
2.增加肩關節柔軟度，避免五十肩。
3.伸展腿後側，鍛練腿部肌力和柔軟度，雕塑腿部線條。
4.刺激小腸經、三焦經，改善手腳虛寒。

桌子式的進階動作

　　進行步驟 2 時，加上屈腿的動作，向下蹲至大腿平行地面，小腿垂直地面的位置，注意膝蓋不可超過腳尖，而且膝蓋和腳趾必須朝著同一個方向，以避免膝關節不當施力而累積運動傷害。

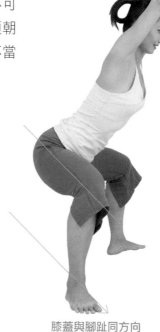

膝蓋與腳趾同方向

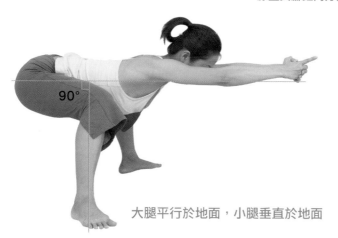

90°

大腿平行於地面，小腿垂直於地面

桌子式的補充動作

　　藉由牆壁的輔助，也可以達到矯正彎腰駝背的功效，同時更能舒展背部和肩頸的壓力。這個動作，我們可接在 P60 未靠牆的動作後練習。

　　未靠牆的動作，強調的是脊椎周圍和手臂肌群肌力的強化，而靠牆練習則著重在肩關節柔軟度的增進和背部的舒展，兩者若能交互練習，將可以有效地改善駝背問題，矯正脊椎的不良姿勢，舒緩並避免腰背肩頸痠痛。

1 雙手伸直向前，掌心在與肩同高的位置貼住牆面，固定手的位置以後，吸一口氣。

2 吐氣時身體向下壓，腳小退一步，使雙腿垂直地面，軀幹平行地面；抬頭，眼睛盯著兩個手掌中央。此時，會有背部和肩膀得到按摩的感覺。這個動作同樣停留 5 ～ 8 次呼吸。

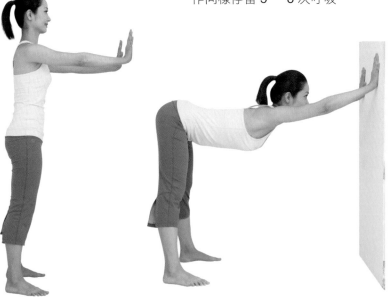

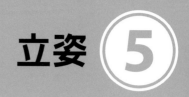

鳶式 症狀緩解｜呼吸急促、心悸

　　進行鳶式時，雙手合十於背部，將胸腔打開，舒展鬱抑於胸口的壓力，同時暢通流經手臂的肺經和大腸經，肺經和大腸經相表裡，主要對應人體的呼吸系統。《素問 · 靈蘭秘典論》指出：「肺者，相傳之官，治節出焉。」肺的功能主要是協助心臟治理全身，調節氣血循環，將營養傳達至各個臟腑。維持肺經和大腸經流通順暢，可確保呼吸系統的健康，避免支氣管炎、咳嗽、呼吸急促、心悸等呼吸系統相關疾病。

―――　大腸經
- - - -　肺經
―――　膽經
- - - -　肝經

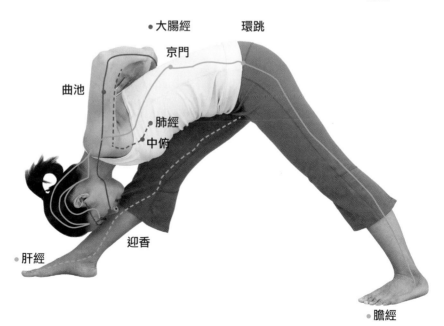

大腸經　　環跳
京門
曲池
肺經
中俯
迎香
肝經
膽經

做前彎動作之前一定要先將脊椎拉長，啟動核心肌群，前彎時不斷提醒自己維持抬頭挺胸的姿勢。

預備
預備動作：站姿，雙腳張開與骨盆同寬。

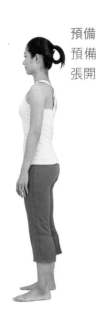

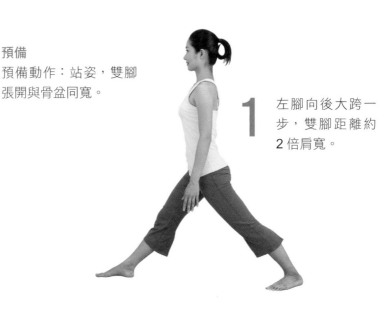

1 左腳向後大跨一步，雙腳距離約2倍肩寬。

3 **吸氣**──預備；**吐氣**──脊椎向前拉長再慢慢彎曲，讓腹部往大腿靠近。

2 雙手在背後合掌，使肩膀和胸口闊開。

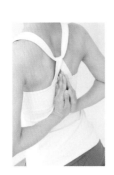

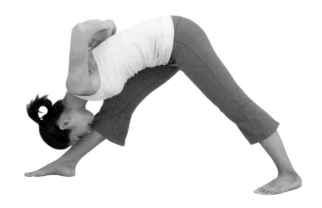

停留：盡力以後，放鬆、停留、調息，維持五次緩慢呼吸。

還原：前腳膝蓋彎曲，雙手扶住膝蓋，再將腳慢慢伸直，後腳往前併，回到站姿。接著右腳向後大跨一步，換邊練習鳶式。兩邊皆完成後，回到站姿，雙手在背後交握，以擴胸的動作進行反向伸展，停留五次呼吸。

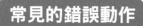

常見的錯誤動作

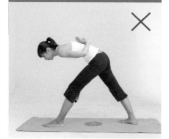

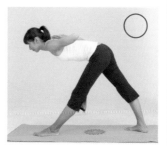

● 彎腰駝背仍是最常見的問題。　　● 拉直脊椎，抬頭挺胸。

鳶式的瑜伽效果

1.舒展肩關節，同時將胸腔完全闊開，釋放壓力，使人神清氣爽。

2.伸展腿部，鍛鍊腿部肌肉，修飾腿部線條。

3.訓練身體的平衡感及協調性。

4.暢通手臂的肺經和大腸經，舒展胸口壓力，調整呼吸。

鳶式的初階動作

- 初學者前彎的幅度可以減少，先練習右圖的動作即可。（如圖一）
- 手掌若無法在背後合掌，可先練習手肘互握的動作。（如圖二）
- 若改變手部動作和減少前彎幅度後仍感到吃力，可面向牆壁，將雙手抬高到耳朵兩旁，掌心貼牆面，背往下壓，眼睛看著雙手中央，如此亦能達到良好的效果。（如圖三）

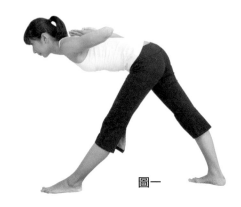

圖一

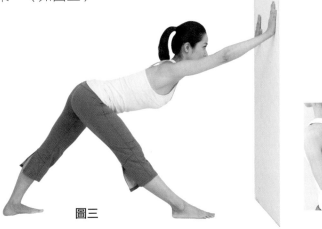

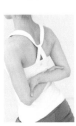

圖二

圖三

鳶式的進階動作

　　步驟 1、2 相同。步驟 3 手部動作改為手掌在背後伸直，十指交握後，使掌心朝下，接著再做前彎動作。將手放鬆儘量往前倒，增加肩關節伸展的幅度，同時伸展手臂，達到修飾手臂線條的效果。

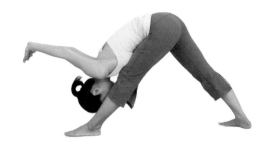

直腿扭轉前彎　身體助益｜預防心血管疾病

　　練習此體位法時，無論手是否能抓到腳，都應特別注意是否有挺直脊椎，將胸口闊開，藉此舒展上、中、下三焦，同時手臂應拉到耳後，如此才能順利的打通流經手臂內側的心包經，《靈樞》上說心包經主治「手心發熱，心跳不安，胸悶心煩，喜笑不休，肘臂曲伸不利。」打通心包經，有助於心臟及心血管疾病的預防及緩解。

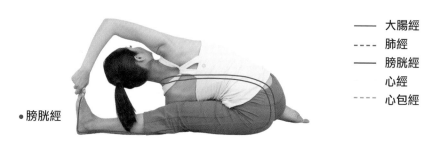

- 膀胱經

—— 大腸經
---- 肺經
—— 膀胱經
　　心經
---- 心包經

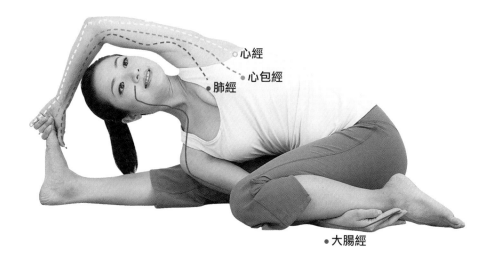

心經
心包經
肺經

- 大腸經

為了使脊椎能做到扭轉的動作，同時又能伸展到身體側面，我們
必須盡可能將脊椎拉長。從預備動作開始，便可開始想像一股力量從
頭頂拉著脊椎延伸向上，直到步驟 3 身體往前彎曲，仍可感覺到脊椎
往前伸展。

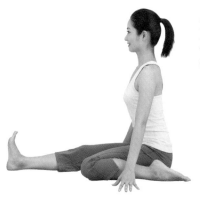

預備
直腿坐直，左腿向外彎曲，
吸氣──預備。

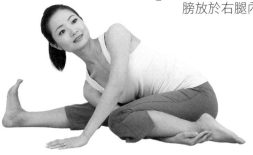

1 **吐氣** ── 右手穿過左大
腿，抓住左腳踝，使右肩
膀放於右腿內側。

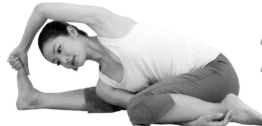

2 **吸氣**──左手抓住右腳大拇趾。

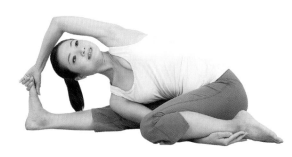

3

吐氣——右肩膀往前推，左肩往後開闊，使身體儘量翻轉過來面向左邊。

停留：五次呼吸，約 30 秒。
還原：左手扶地，利用左手推地的力量將身體慢慢帶回步驟一。換邊做相同動作。

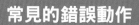

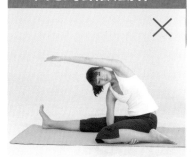

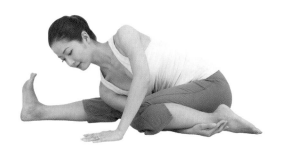

常見的錯誤動作

×

○

● 彎腰駝背，脊椎沒有拉長，身體朝下，未面向左側。

● 抬頭挺胸，脊椎拉長。

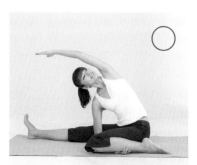

直腿扭轉前彎的初階動作

　　到了步驟 2，若手抓到腳趾後，身體無法翻轉向左側，此時可不必抓腳趾。將手鬆開，伸直靠近左耳，右肩儘量往前推，使身體翻轉面向左邊即可。同樣能達到良好的效果。

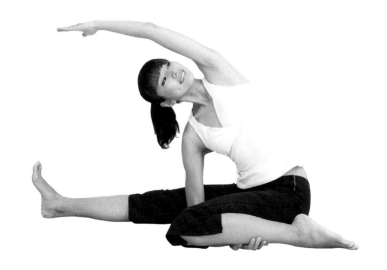

直腿扭轉前彎的效果
1. 扭轉脊椎，增加脊椎柔軟度，舒展腰背肩頸的壓力；保健脊椎，避免腰背肩頸痠痛。
2. 伸展身體側面，修飾腰部和手臂的線條。
3. 伸展腿部後側的肌群，紓壓解勞，避免蘿蔔腿。
4. 可舒展心包經，預防心血管疾病。

海狗式 1　身體助益｜有助消化排毒

　　停留在海狗式 1 時，主要能疏通身體側面走向的膽經，《黃帝內經》説：「凡十一臟皆取於膽。」也就是説，其他十一臟的功能發揮，都取決於膽的少揚之氣，由此可見膽經的重要性。疏通膽經能促進膽汁的分泌，有助消化排毒，且由於肝經與膽經相表裡，因此打通膽經還能夠紓解肝臟的鬱結，改善許多身心健康的問題。

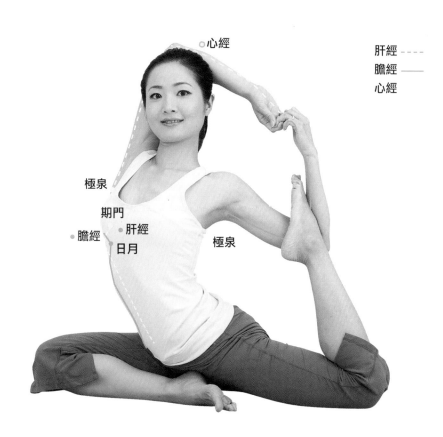

心經

肝經 ----
膽經 ——
心經

極泉

期門
膽經　·肝經
日月

極泉

從步驟2開始，前腳膝蓋和骨盆皆必須朝向正前方，如此後腳的膝蓋和腳背都會朝下貼地。以正確的姿勢坐穩後，接下來的步驟3只轉動上半身，下半身就不會受到影響。相反的，如果以歪歪斜斜的坐姿進行步驟3，身體會愈來愈歪，重心不穩，很容易拉傷。

和所有的體位法相同，抬頭挺胸地完成動作是非常重要的；要讓自己看起來像一隻很有朝氣，又有一點驕傲的海狗。

1 膝蓋倒向右邊。

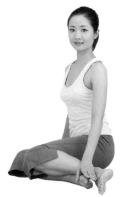

預備
膝蓋彎曲併攏，挺胸坐直。

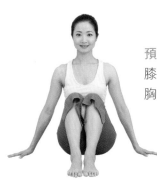

2 左腳向後伸直，使身體和骨盆面向右邊；左膝和左腳腳背皆朝下。

3 固定好下半身之後，**吸氣**——預備；**吐氣**——將身體轉向正前方。

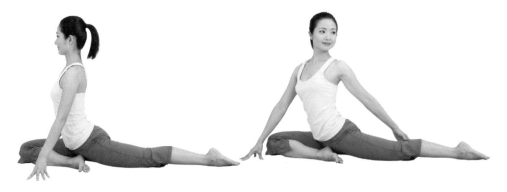

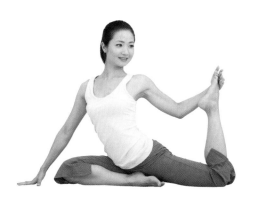

5

慢慢挪動左手臂，使手肘勾住腳背。
吸氣──舉起右手；**吐氣**──右手
與左手互扣。

4 左手拉著左腳彎曲向上。

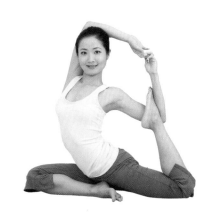

停留：呼吸放慢，停留五次呼吸。由於這個體位法能同時伸展到好幾個部位，因
　　　此剛開始做會覺得有些疼痛難耐，但只要透過緩慢而深沉的呼吸，就能漸
　　　漸和緩痠緊的感覺，完成後會覺得通體舒暢呢！

還原：右手先著地，再慢慢往右趴下來休息一下，空掌輕輕拍一拍下背，等到痠
　　　緊的感覺獲得舒緩後，再換邊練習。（見 P79 下圖）

海狗式1的效果

1. 身體側面，包含腰、肩、手臂等部位，都能得到徹底的伸展。
2. 扭轉脊椎，舒展上背、下背及肩頸的壓力。
3. 伸展大腿前側及臀部周圍的肌群，增加腿部柔軟度，修飾臀部及大
　 腿的線條。
4. 有助紓解肝的鬱結，消化排毒。

海狗式1的初階動作

1. 若下半身無法以正確的姿勢坐穩，則必須使用瑜伽磚來墊高臀部，如此接下來的動作才能順利完成。

2. 雙手無法互握時，可利用毛巾或瑜伽帶來輔助，這樣一來手臂較能夠放鬆，也更容易抬頭挺胸，做出美美的海狗式。

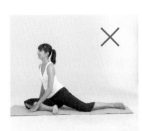
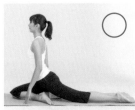
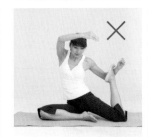
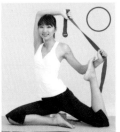

由於海狗式同時伸展許多部位，剛開始做會比較吃力，也較容易做出錯誤動作。最常見的問題有兩個：

● 動作來到步驟2時，骨盆歪斜，後腳的膝蓋和腳背無法伸直朝下。

● 動作完成後出現低頭、駝背的情形，看起來像一隻垂頭喪氣的海狗。

海狗式1的進階動作

動作完成後若仍感到游刃有餘，可將翹起的腳輕輕往外踢，帶動身體向外傾斜，使身體側面伸展得更徹底。

海狗式2 症狀緩解│下背痛、下腹疼痛

　　海狗式 1 主要伸展身體側面的膽經，而進行海狗式 2 的時候，我們可將意念專注在扭轉的感覺上，起於腳趾大敦穴、止於肋骨期門穴的的肝經（參閱 P27）徹底舒展開來，停留在海狗式 2，輕柔的按摩下腹部的經穴及下背部的肌群，可緩和或避免下腹及下背的不適。同時手臂外側的小腸經、三焦經、大腸經，以及貫穿整個身體後側的膀胱經都能得到良好的疏通效果。

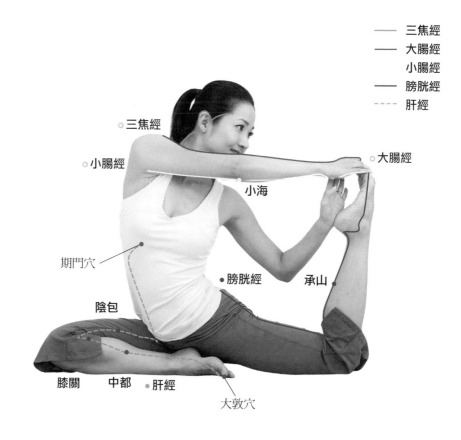

—— 三焦經
—— 大腸經
　　小腸經
—— 膀胱經
----- 肝經

○三焦經
○小腸經
小海
○大腸經
期門穴
膀胱經
承山
陰包
膝關　中都　●肝經
大敦穴

POINT！ 準備好了再開始

同海狗式 1，記得坐姿要正，脊椎要拉長，再繼續完成動作。

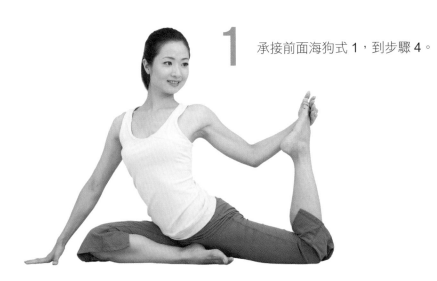

1 承接前面海狗式 1，到步驟 4。

2

吸氣——左手拉著右腳靠近身體；**吐氣**——身體向左扭轉，右手抓住左腳尖。

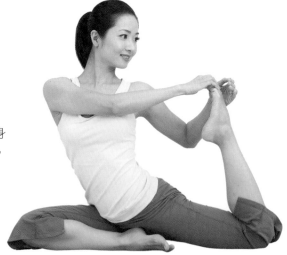

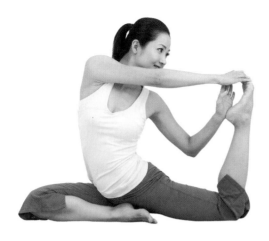

3

再吸一口氣——預備；吐氣——左手輕輕的將左腳跟向外推，頭部往左轉到底，眼睛往腳底板的方向看。

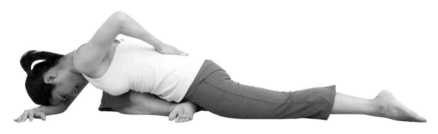

停留：當左手將左腳推到最盡力的位置時，感覺到右手臂因而被拉長延伸，同時脊椎也扭轉到最徹底。把意念專注在手臂或脊椎伸展的感覺上，保持緩慢的調息，停留 5 次呼吸。

還原：先輕輕將左腳放下，右手扶地後，再慢慢的往右側趴下，休息一會兒，空掌拍拍下背，緩和痠緊感後再換邊。

海狗式2的效果

1. 伸展放鬆手臂肌肉，修飾手臂的線條。
2. 增加脊椎柔軟度，保健脊椎。
3. 透過扭轉動作，舒展腰背肩頸的壓力，疏通整個背部的經絡，緩和或避免疲勞痠痛。
4. 能刺激按摩下背部和胃腸有關的俞穴，減緩腸胃不適。

海狗式2的初階動作

1. 臀部底下使用瑜伽磚墊高，以幫助坐姿平衡穩定。
2. 若手無法拉到左腳尖，可以用毛巾或瑜伽帶繞腳掌一周，手先抓毛巾，再慢慢拉著毛巾，讓手越來越接近腳。每次練習都要求自己進步一些，一段時間後就能順利抓到腳尖囉！

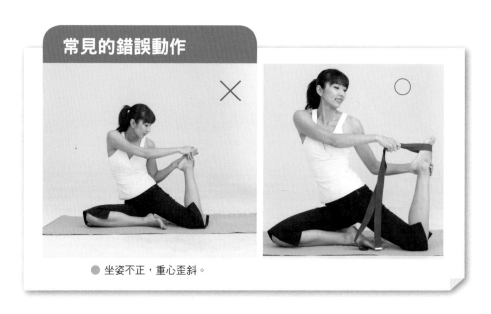

常見的錯誤動作

● 坐姿不正，重心歪斜。

劈腿 身體助益｜強健生殖系統

　　盡力將腿打開，身體再往前傾，使得腿內側三條陰經——腎經、肝經和脾經被伸展得非常徹底，許多腿內側陰經上的穴點與男女生殖器官有關，如腎經上的陰谷穴主治婦女病引起的下腹痛；肝經上的陰包，主治男性的精力問題；脾經上的血海，主治生理痛及生理不適，而三條經絡交會的穴點三陰交主治更年期障礙、生理異常等，建議每天睡前都可做一做此體位法，對於生殖系統的保健是相當有幫助的。

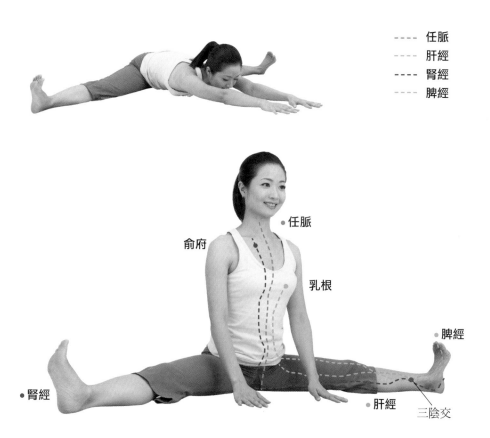

- - - - 任脈
- - - - 肝經
- - - - 腎經
- - - - 脾經

任脈

俞府

乳根

脾經

腎經

肝經

三陰交

身體前彎時，感覺軀幹拉長向上，抬頭挺胸的慢慢向前傾斜，只要感覺腿內側伸展開來即可，不需勉強自己往下趴。

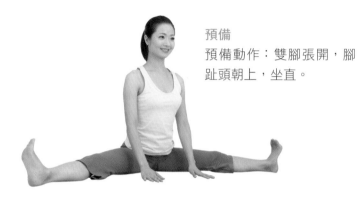

預備
預備動作：雙腳張開，腳趾頭朝上，坐直。

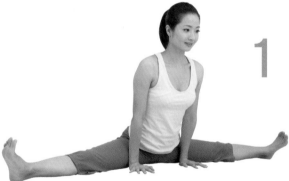

1 雙手扶在身體前方，讓臀部騰空，往前挪動，重複 2～3 次，藉由此方式，讓兩腳張開到最開。

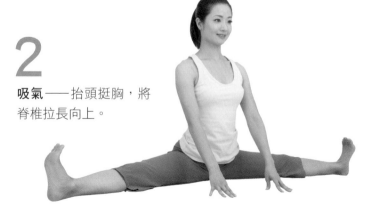

2 **吸氣**——抬頭挺胸，將脊椎拉長向上。

3 吐氣——手慢慢向前移動，帶動身體慢慢向前彎曲，腹部
往地板靠近。

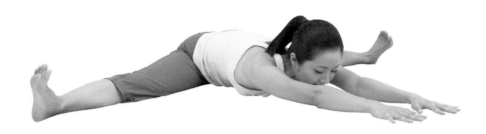

停留：身體向前傾斜到最盡力的位置，感覺到腿內側已經伸展到
最徹底了，即可放鬆下來，停留五次緩慢而平順的呼吸。

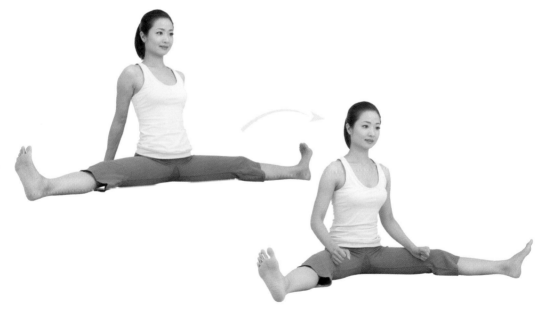

還原：手扶著身體後方，讓身體微微向後傾斜，再慢慢將雙腳併回來。
捶一捶腿的內外側，踢一踢，動一動，感覺雙腿變得非常輕鬆。

劈腿的初階動作

　　初學者在做劈腿時，軀幹可能無法拉長，尤其腰椎很容易向後彎曲，此時最好可以使用瑜伽磚將臀部墊高。坐上瑜伽磚後，腹部便可以輕鬆往前推，讓脊椎得以挺直，真正伸展到髖關節與腿內側肌群。

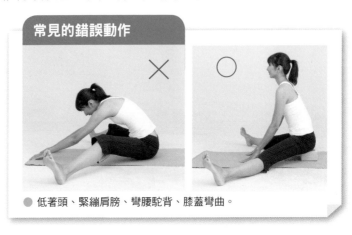

常見的錯誤動作

● 低著頭、緊繃肩膀、彎腰駝背、膝蓋彎曲。

劈腿的進階動作

　　腹部已經能完全著地的讀者，可用雙手托著下巴，將胸部以上托高，使腿內側伸展　得更徹底。

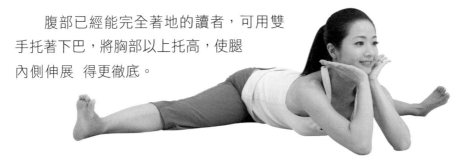

劈腿的效果

1.伸展腿內側，減少腿內側贅肉，修飾腿部線條。
2.增加髖關節柔軟度，使走路更省力，也能避免運動傷害。
3.伸展背部肌肉，消除疲勞。
4.柔和地按摩下背，舒緩坐骨神經疼痛。
5.伸展腿部，拉動脾、肝、腎三條陰經，可保健生殖系統。

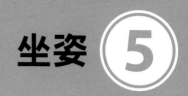

坐姿 ⑤

劈腿側伸展　身體助益｜紓解壓力

　　當我們感到疲勞時，可練習劈腿側伸展來紓解壓力，手臂舉起靠近耳朵，再往側面拉伸，使得肝經和膽經同時獲得疏通，陽氣得以生發，精神也就振奮起來了。上半身側伸展的動作可以單獨進行，坐在辦公桌上也可以隨時舒展一下。下半身的部分，行經腿內側再通過身體側面的脾經和其相對應的胃經也能徹底疏通，胃經和脾經主要影響人體的消化系統，保持胃經和脾經的暢通，能保持腸胃道健康。

肝經 ----
胃經 ——
膽經 ——
脾經 ----

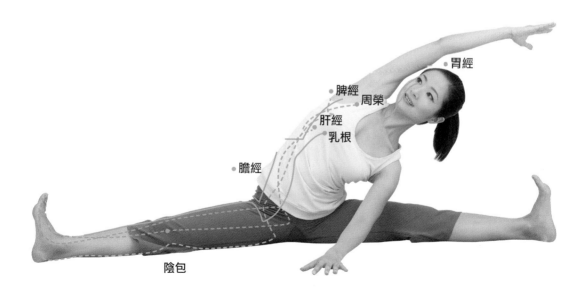

POINT！ 準備好了再開始

在練習這個體位法時，可想像自己的上半身躺在一面牆上，順著牆面往側邊彎曲，完成動作時注意自己的兩邊肩膀都必須貼在牆面上，如果肩膀離開假想的牆面，則表示你的上半身不夠直已經駝背囉！你也可以提醒自己，把下面的肩膀往前推，上面的手臂往後擴，藉此稍稍扭轉自己的軀幹，讓胸口真正打開，背部挺直，如此便能將伸展的方向集中在側面，達到最佳的效果。

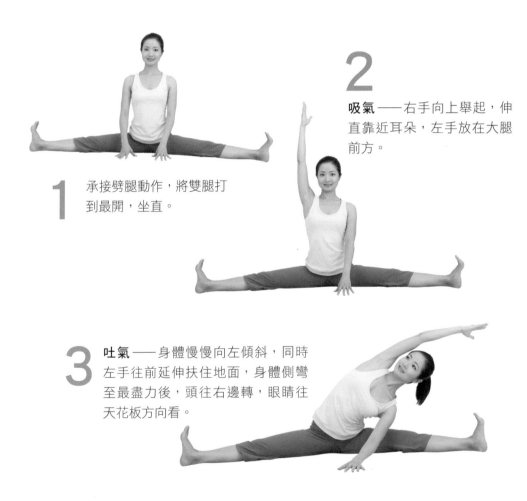

1 承接劈腿動作，將雙腿打到最開，坐直。

2 **吸氣**——右手向上舉起，伸直靠近耳朵，左手放在大腿前方。

3 **吐氣**——身體慢慢向左傾斜，同時左手往前延伸扶住地面，身體側彎至最盡力後，頭往右邊轉，眼睛往天花板方向看。

停留：將意念專注在右側腰、肩、手臂徹底伸
　　　展的感覺上，持續 5 次深層平穩的呼吸。

還原：吸氣 —— 身體緩慢的回到中立位置，
　　　吐氣 —— 放鬆。接著再吸一口氣，舉
　　　起左手，換伸展身體左側。兩邊動作
　　　皆完成後，一邊捶一捶腿部內側的穴
　　　道，一邊收回雙腳，**最後以直腿前彎
　　　的動作稍作緩和。**

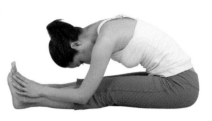

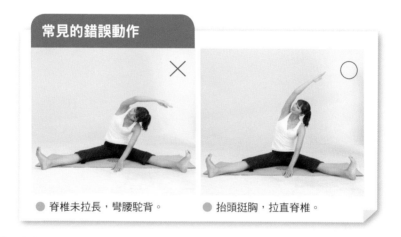

常見的錯誤動作

● 脊椎未拉長，彎腰駝背。　　　　● 抬頭挺胸，拉直脊椎。

劈腿側伸展的效果

1. 延伸、拉長身體側面，按摩脊椎周圍的肌群，減輕肌肉緊繃疲勞
   感，同時修飾腰部線條。
2. 伸展手臂，修飾手臂線條。
3. 增加肩關節柔軟度，紓解肩頸痠痛。
4. 柔和地舒展脊椎，幫助脊椎恢復正確排列，逐漸矯正脊椎側彎、駝
   背等問題。
5. 伸展腿內側，保持胃經和脾經的暢通，保健腸胃道。

劈腿側伸展的初階動作

做劈腿動作時若坐在瑜伽磚上，感覺會比較舒服，腰部也比較容易挺直；進行劈腿側伸展動作時同樣可以坐在磚上練習，以減輕壓力，讓自己用更舒適正確的姿勢完成動作。

若因為坐姿讓你感到無法平衡，或有些許的不舒服，可以先收回一隻腳，從半劈腿的姿勢開始練習。

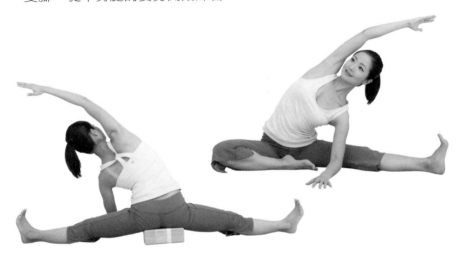

劈腿側伸展的進階動作

完成動作後，若想進一步伸展，可以用上方的手來抓住腳的大拇趾，抓穩後再將下面的肩膀往前推，上方手臂往後擴，將身體扭轉至最盡力後再停留。當然，前提是抓腳後仍不駝背，若為了抓到腳而彎腰駝背就失去了意義，達不到效果囉！

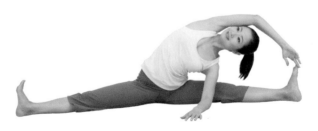

駱駝式 症狀緩解 | 焦慮、失眠

　　五臟六腑均由任督二脈來調和，督脈與六陽經有關，被稱為「陽脈之海」，可調節全身的陽經經氣；而任脈與六陰經有關，被稱為「陰脈之海」，可以調節全身的陰經經氣。

　　駱駝式能有效伸展位於身體前側中央的任脈，完成駱駝式後，再以嬰兒式舒展位於背後正中央的督脈，兩個動作相互配合，徹底打通任督二脈，使通體舒暢，改善緊張與焦慮等心理不適，增進睡眠品質。

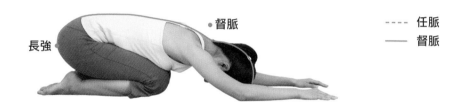

長強　　　　　　　　　●督脈　　　　　　---- 任脈
　　　　　　　　　　　　　　　　　　　── 督脈

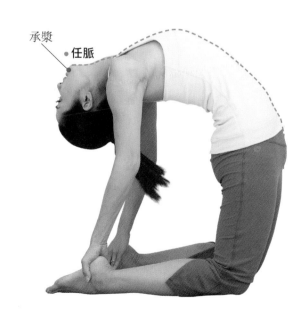

承漿
●任脈

進行步驟 1，動作反覆三次，目的是為了讓脊椎做好準備，以避免突如其來的動作而造成運動傷害。此時要特別注意保護頸椎，身體往後仰時，勿讓頭部反覆上下甩動，頸部必須先固定好，直到步驟 3 時，才可將頸部放鬆，慢慢往後仰。

在做脊椎後彎動作時，核心肌群必須啟動，以保護腰椎，直到手放於腳跟，有支撐的力量後才能放鬆。若核心肌群沒有施力，每後彎一次就會壓迫腰椎一次，長期累積下來，容易造成腰椎不適。

1
吐氣──臀部夾緊往前推，眼睛看著前方。
吸氣──還原回到預備動作，吐氣再次來到 1，反覆 3 次，先讓脊椎經絡稍作舒展。

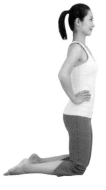

預備
跪姿，雙手插腰。
雙膝微張，與肩同寬。

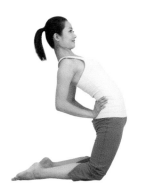

2 第 3 次臀部往前推時，雙手慢慢往下移，分別扶在左右大腿上。

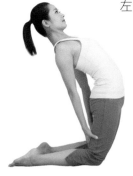

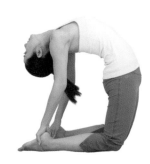

3
若不會感到腰椎壓力過大，手再逐漸移到腳後跟上，頭順勢往後放鬆。

90

停留：剛開始練習時，可能會感覺到呼吸困難，此時應提醒自己努力地採取腹式呼吸，藉由呼吸法來逐漸減緩緊繃、不適的感覺。可從停留 3 次呼吸開始，適應後再加長時間到 5 次呼吸的長度。

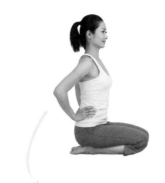

還原：手先扶回腰部，收下巴，眼睛看著前方，再慢慢起身。接著直接向下坐，往前趴下，以嬰兒式做反向伸展，緩和腰背的痠麻感，休息一下後就會感到通體舒暢喔！

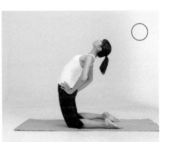

常見的錯誤動作

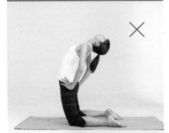

● 脖子反覆向後折，造成頸椎不必要的壓力。
● 後仰時核心肌群未施力，壓迫腰椎。

● 穩定頭部，保護頸椎。

駱駝式的瑜伽效果

1. 使整個脊椎充分向後伸展，增加脊椎柔軟度，矯正駝背，避免脊椎僵直病變。
2. 按摩上背和下背的肌群，舒緩疲勞、解除壓力。
3. 擴展胸腔，消除鬱悶，使心情愉快。
4. 有效伸展任督二脈，緩解焦慮、失眠。

駱駝式的初階動作

　　若手扶在腳跟感覺腰部壓力過大，或者是呼吸困難，可將腳尖踮地，把腳跟墊高一點。若仍感到不舒服，也可停留在步驟 1 或步驟 2，切勿勉強。

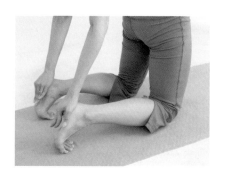

駱駝式的進階動作

　　到步驟 3 後，可將手扶地，手臂彎曲，頭部盡量靠近地面。此動作難度較高，且有一定的風險，初學者切勿任意嘗試。

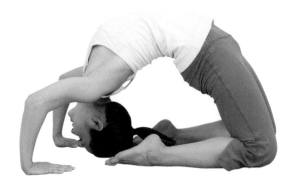

駱駝變化式　症狀緩解 ｜ 頭痛、胸悶

　　練習駱駝變化式時，頭部往下轉，手肘往上、往外擴開，對於心包經與三焦經的暢通有很大的幫助，心包經和三焦經與人體的神經系統相對應，疏通心包與三焦，能提神醒腦，使呼吸順暢，幫助心臟機能運作順暢，緩解頭痛、胸悶等不適症狀。

心包經 ----
三焦經 ——
肺經 ----

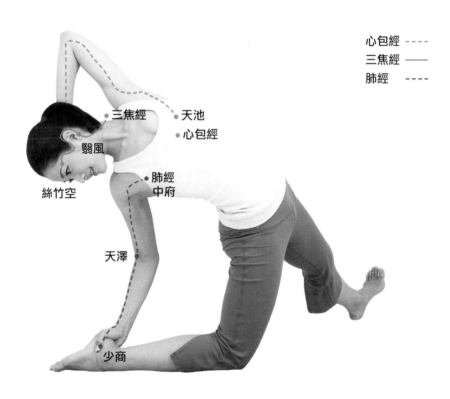

三焦經 ● 天池
● 心包經
翳風
肺經
絲竹空 中府
天澤
少商

POINT！ 準備好了再開始

　　練習此體位法時，有些學員會急著後仰，而忽略了扭轉動作，然而，這個體位法強調的是脊椎的扭轉，將脊椎先向後扭轉到最盡力的位置，再向後彎曲是動作的關鍵。

　　另外，完成動作後，別忘了將上方的手肘張開，帶動肩關節和胸口伸展開來。在我們平時的生活作息中，大部分的動作皆為含胸的動作，因此導致駝背、肩頸痠痛和情緒憂鬱的問題日益普遍，若能經常做擴胸運動、進行反向伸展，能讓我們的精神更好，身心更健康喔！

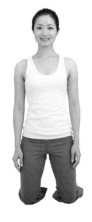

預備
跪姿，膝蓋張開與骨盆同寬。

1 左腳朝斜前方**45**度伸直，重心仍維持在核心肌群和右腳的位置。

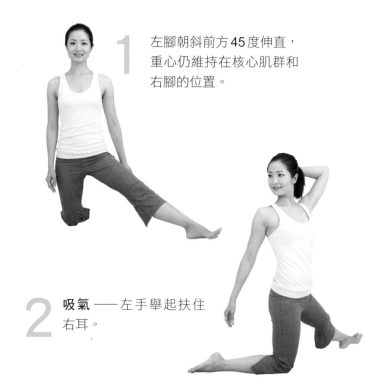

2 **吸氣**——左手舉起扶住右耳。

3

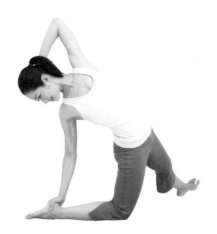

吐氣——臀部夾緊往前推，使身體往後仰，右手扶住右腳跟。最後頭往右邊轉，下巴靠近右肩，左手肘向後擴開。

停留：專注於呼吸和脊椎扭轉的感覺，停留五次緩慢而沉穩的呼吸。吸氣預備，吐氣時右手推腳跟，左手伸直，帶動身體還原回正。收回左腳回到跪姿，再跨出右腳換邊。

還原：兩邊動作皆完成後，趴下來以嬰兒式反向舒緩脊椎。

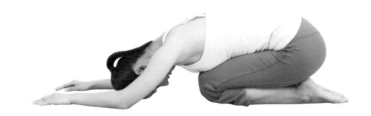

常見的錯誤動作

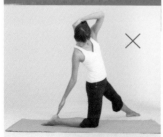 ✕

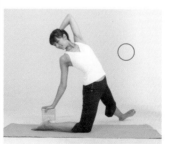 ○

- 脊椎未扭轉、腹部和臀部沒有收緊就後仰。
- 肩膀未擴開，無法達到舒展胸口壓力的效果。

- 使用瑜伽磚輔助。

駱駝變化式的初階動作

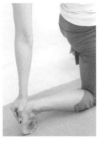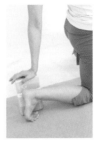

　　若遇到手難以碰到腳跟的情況，可踩住地板，將腳跟墊高，就會較容易碰到。若腰部仍感到吃力，可使用瑜伽磚作為輔助。瑜伽磚有三種高度可供選擇，只要調整到適當的高度，就能讓自己正確、輕鬆、無壓力地完成動作。

駱駝變化式的進階動作

　　手掌扶地，手臂彎曲，增加脊椎扭轉和後彎的幅度，位於上方的手臂也可在耳後伸直，加強手臂的伸展。

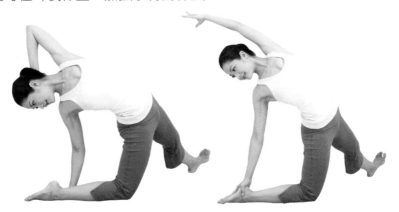

駱駝變化式的瑜伽效果

1. 透過扭轉脊椎，增加脊椎柔軟度，同時按摩脊椎周圍的肌群，紓解肩頸腰背的壓力。
2. 強化腹部和腰部的力量，美化腰部曲線。
3. 伸展手臂，雕塑手臂的線條。
4. 擴展胸腔，使抑鬱在胸口的壓力舒展開來。
5. 疏通心包經與三焦經，緩解頭痛、胸悶。

跪姿 ③

新月式的變化式　身體助益 | 強化消化系統

　　進行新月式的變化式時，上半身擴胸的動作，主要能疏通大腸經和肺經，對於呼吸系統的健康有幫助。而全身向後延展，同時腿部向後伸直，使得胃經和脾經有效地被刺激按摩，暢通胃經和脾經，能強化消化系統，改善噁心、下痢或便秘等症狀。

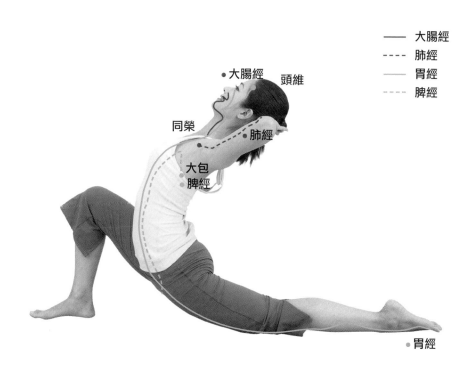

—— 大腸經
---- 肺經
—— 胃經
---- 脾經

● 大腸經　　頭維

同榮　　　　　肺經

大包
脾經

● 胃經

POINT ! 準備好了再開始

　　完成動作後，需注意手肘儘量攤開，感覺背後兩片肩胛骨互相靠近，胸口朝向天花板，向後躺到最盡力的位置。前腳的小腿必須垂直地面，膝蓋不超過腳尖，如此一來支撐力量的部位才能完全落在腿部的肌肉上，進而減少膝關節和踝關節的壓力。

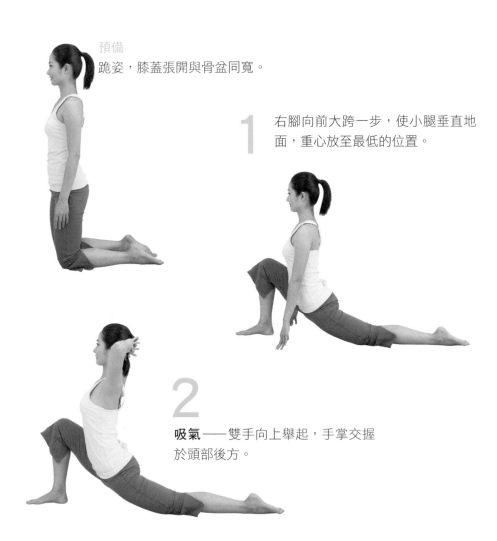

預備
跪姿，膝蓋張開與骨盆同寬。

1 右腳向前大跨一步，使小腿垂直地面，重心放至最低的位置。

2 **吸氣**——雙手向上舉起，手掌交握於頭部後方。

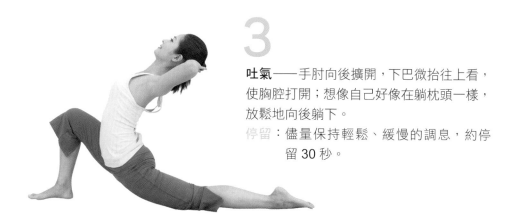

3

吐氣——手肘向後擴開,下巴微抬往上看,使胸腔打開;想像自己好像在躺枕頭一樣,放鬆地向後躺下。

停留:儘量保持輕鬆、緩慢的調息,約停留 30 秒。

還原:吸氣時雙手扶地,重心往後移動,使前腳伸直,後腳彎曲至90度,身體向前彎,腹部往大腿靠近,額頭往脛骨靠近,停留 5 次呼吸。藉此反向伸展脊椎和腿部,舒緩剛剛鍛鍊過的肌群。接著再收回右腳,跨出左腳,換邊進行相同動作。

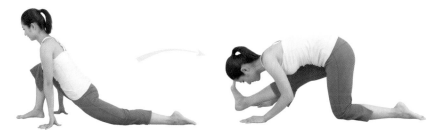

常見的錯誤動作

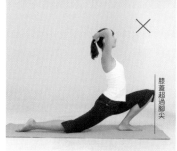

× 膝蓋超過腳尖

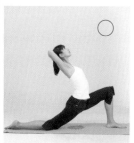

○

● 手肘未張開,胸口和肩關節未獲得伸展。
● 前腳的膝蓋超過腳尖,膝蓋和踝關節承受不必要的壓力。

● 手肘和胸口儘量擴開。
● 膝蓋不超過腳尖為原則。

新月式的變化式的初階動作

● 初學者練習此動作時，鼠蹊內側會有強烈的緊繃感，好像橡皮筋被拉得太緊而感到疼痛難耐。此時可先將雙手扶地，停留在步驟 1，多練習幾次，疼痛感便會逐漸減少，之後再試著將雙手離地，進行步驟 2 的練習。同樣地，經過一段時間的鍛鍊後，等到平衡感增加，腿部柔軟度和肌力也進步了，再進入步驟 3，如此循環漸進，能最安全有效的達到運動效果。

● 擴胸的動作可分開來進行，以金剛坐姿來練習，或坐在椅子上練習都是很好的替代方案，針對腰部肩頸的紓壓效果，一點也不會打折扣喔！

新月式的變化式的效果

1. 伸展腿部和髖部，強化柔軟度，美化腿部曲線。
2. 訓練腿部肌力，提升穩定度和平衡感。
3. 伸展脊椎，減緩腰背肩頸的疲勞，及坐骨神經的不適感。
4. 增加肩關節的柔軟度，緩和肩膀肌肉的緊繃僵硬。
5. 擴展胸腔，釋放抑鬱在胸口的壓力，使心胸開闊、呼吸順暢、神清氣爽。
6. 暢通胃經、脾經，強化消化系統。

跪姿 ④

跪姿扭轉　身體助益｜**緩解感冒症狀**

　　練習此體位法時，身體扭轉朝向側面，你會感覺到脊椎周圍的肌群被按摩到了，同時伸直一側腿的後側痠痠緊緊麻麻的，這就是疏通膀胱經的感覺。膀胱經是人體最大的排毒通道，也是身體抵禦外界風寒的重要屏障，打通膀胱經，能增強抵抗力，使外寒難以入侵，更可幫助內毒排出體外，緩解受寒的不適症狀。

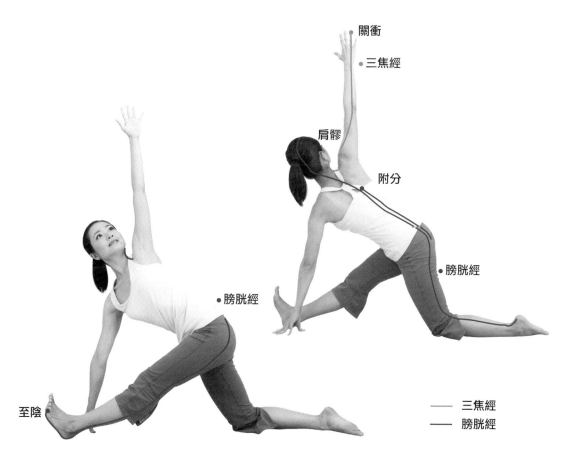

關衝

三焦經

肩膠

附分

膀胱經

膀胱經

至陰

—— 三焦經
—— 膀胱經

在進行此體位法前，有兩項關鍵：第一，前腳膝蓋必須伸直才能保持平衡。第二，脊椎必須拉長才能使身體扭轉向右。若兩點有一點無法做到，則必須使用輔具來幫忙，千萬不要勉強自己，否則很容易拉傷喔！

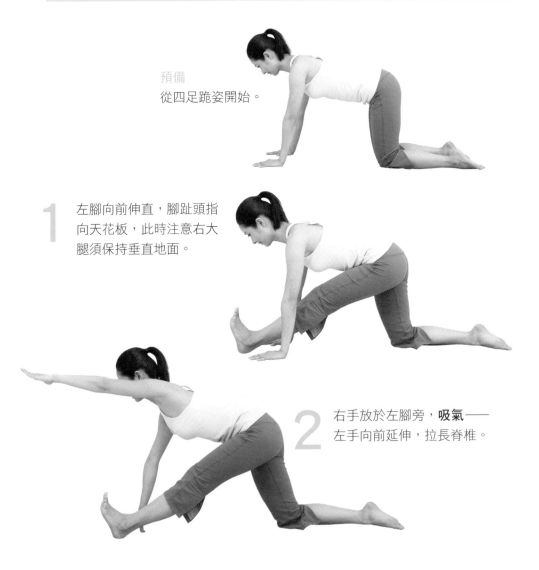

預備
從四足跪姿開始。

1 左腳向前伸直，腳趾頭指向天花板，此時注意右大腿須保持垂直地面。

2 右手放於左腳旁，**吸氣──**左手向前延伸，拉長脊椎。

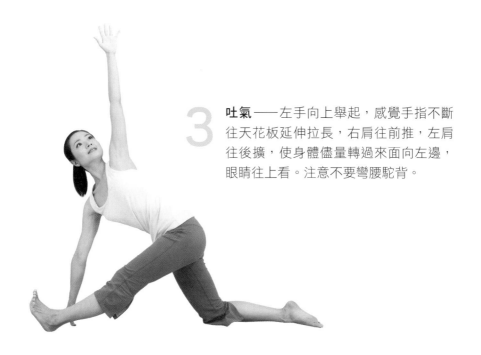

3 **吐氣**——左手向上舉起，感覺手指不斷往天花板延伸拉長，右肩往前推，左肩往後擴，使身體儘量轉過來面向左邊，眼睛往上看。注意不要彎腰駝背。

停留：意念專注於得到伸展的腿外側和背部，透過沉穩的呼吸來維持平衡。停留五次呼吸，約 30 秒。

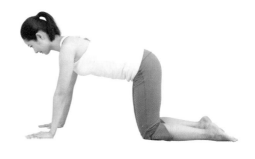

還原：左手扶回地板收回前腳，回到四足跪姿。放鬆，換邊完成相同動作後，可以貓式伸展放鬆背部，方法如下：

吸氣——於四足跪姿預備。

吐氣——背往上拱，同時慢慢把氣吐光，使腹部凹得扁扁的，低頭往肚臍方向看。

吸氣再還原到四足跪姿，來回進行三次。

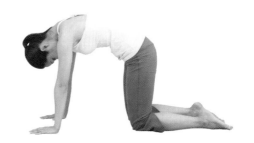

跪姿扭轉的初階動作

　　初學者因柔軟度尚不足，可能會感到前腳後側緊繃，難以伸直，且背部不易挺直扭轉，此時可將瑜伽磚放於左腳內側，右手扶在磚上，身體墊高了，右腳便能較輕鬆伸直，上半身扭轉起來也較為省力。

　　可善用瑜伽磚的三種高度，調整到適合自己的位置，慢慢練習後再逐漸降低高度，待柔軟度和平衡感進步到一定的程度，即可移開瑜伽磚，手放於地面進行練習。

跪姿扭轉的進階動作

　　左手肘放於右膝蓋外側，雙手合十，藉由左手頂住膝蓋的力量將身體向右翻轉，右手肘指向天花板，胸口朝右，眼睛往天花板看。少了手支撐地面的力量，增加平衡的難度。

跪姿扭轉的效果

1. 伸展腿部，尤其是外側肌群，雕塑腿部線條。
2. 擴展胸腔，舒緩背部的緊繃僵硬。
3. 訓練平衡感，溫和地鍛鍊全身肌力。
4. 增進專注力，修身養性。
5. 打通膀胱經，增強抵抗力，緩解感冒症狀。

兔式 身體助益｜改善頭痛、提振元氣

　　在介紹駱駝式時，即提到督脈是諸陽之會，人體陽氣藉此宣發，是元氣的通道，打通督脈，增加督脈的氣血供應，可以免除許多疾病，提振人的精氣神。進行兔式時，當身體往前推至最極限，即徹底地舒展了督脈，同時頭頂頂地，一來一回的按摩頭頂上方的百會穴，並刺激頸椎兩側的天柱穴及風池穴，能有效地消除焦慮及壓力。當你完成兔式緩緩起身，會感覺到神清氣爽、耳聰目明，整個頭部輕盈許多，頭痛的問題也得到了緩解。

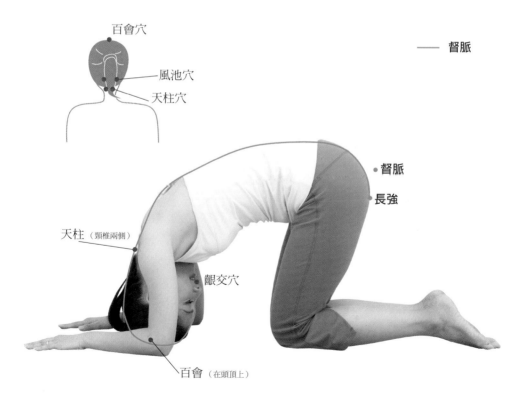

百會穴

—— 督脈

風池穴

天柱穴

• 督脈

長強

天柱 （頸椎兩側）

齦交穴

百會 （在頭頂上）

兔式是紓壓解勞的動作，因此練習時全身要愈放鬆愈好，如此頭部才不會離地。肩膀是較容易不知不覺用力的部位，要特別注意放鬆，頭部穩穩地往前滾，再紮紮實實地滾回，才能真正獲得按摩的效果。

　　剛開始練習時，輕壓就會覺得有點疼痛了，那是因為長期累積壓力，頭部經絡緊繃的緣故。待練習一段時日，疼痛感逐漸減少後，可按照個人狀況加重按摩的力道，久而久之，頭部便會感覺到輕盈許多，頭痛發生的機會也會逐漸減少。

預備
從嬰兒式開始，雙手向前伸直平放，額頭放於地面上。

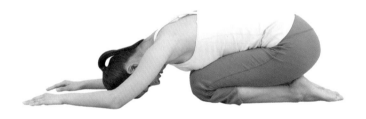

1

吸氣 —— 身體往上推，小腿和頭頂仍留在地上。

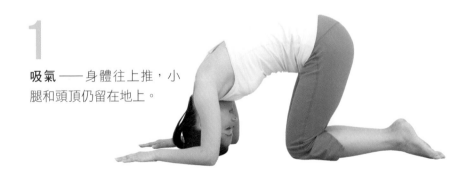

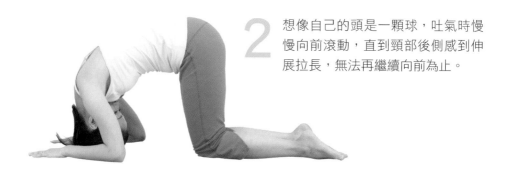

2 想像自己的頭是一顆球，吐氣時慢慢向前滾動，直到頸部後側感到伸展拉長，無法再繼續向前為止。

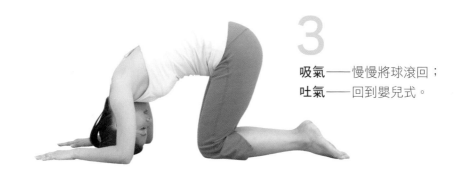

3

吸氣——慢慢將球滾回；
吐氣——回到嬰兒式。

連續動作：利用動作 1～3 來回滾動、按摩頭部，2 次呼吸完成 1 次動作，配合順暢的呼吸，來回做 3 次。

還原：回到嬰兒式（及預備動作），放鬆休息 1～3 分鐘可以讓身體確實獲得放鬆，在如此放鬆的情況下，若要起身，必須溫和緩慢。你可以想像背後有一面牆，腰椎先貼回牆壁，身體逐漸向上捲起，胸椎跟著貼回牆壁，最後才輪到頸椎，如此慢慢地回到坐姿，以避免頭暈的情形發生。

兔式的效果

1. 按摩頭部各個穴道，包括承光穴、通天穴、百會穴等，可提神醒腦、使通體舒暢，更能立即舒緩頭痛。
2. 伸展平時很容易疲勞的頸部後側及上背部，刺激頸部後側的天柱穴、風池穴等，有效減緩上背和頸部的痠痛疲勞。
3. 疏通督脈，提振元氣。

眼鏡蛇式 身體助益｜提升心肺功能

　　練習眼鏡蛇式時，上半身向上撐起，下巴抬高，使得整條任脈延伸拉長，同時上半焦也得到舒展。三焦是指整個體腔，分為上焦、中焦、下焦，上焦為橫膈膜以上，包括心、肺、胸、頭臉部及上肢。《靈樞·營衛生會》說「上焦如霧」，也就是說，上焦心、肺敷布氣血，就像霧露瀰漫的樣子灌溉溫養全身臟腑組織。

―― 三焦經
----- 任脈

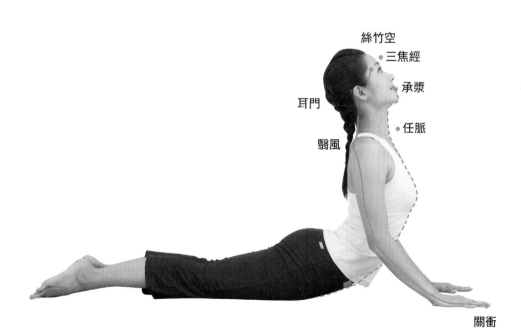

絲竹空
● 三焦經
承漿
耳門
● 任脈
翳風
關衝

POINT ! 準備好了再開始

　　練習眼鏡蛇式時，必須穩定肩胛部位，以保護肩關節。聳肩或含胸不但會壓迫肩關節，容易引發運動傷害，更會使胸口無法舒展開來，達不到練習此體位法的效果。

　　因此，完成動作後，請先將肩膀由上而後繞一圈，使肩膀後擴、下壓，確保肩胛穩定。

預備
從俯臥姿開始，雙腳併攏。

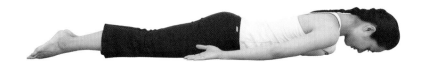

1　雙手手掌平貼胸部兩旁，**吸氣**——預備。

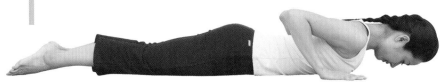

2　**吐氣**——雙手支撐地面，上半身向上延伸，胸口擴開，下巴微抬往上看。

　　停留：專注於胸大肌、咽喉部和整個背部
　　　　　伸展的感覺；放鬆的調息 5 次，約
　　　　　停留 30 秒。

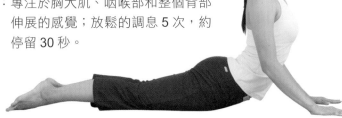

還原：放鬆趴下來休息一下。

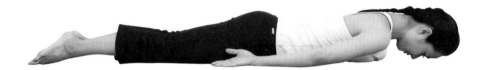

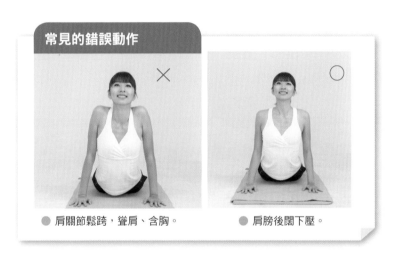

常見的錯誤動作

✕

○

● 肩關節鬆跨，聳肩、含胸。

● 肩膀後闊下壓。

眼鏡蛇式的效果

1. 擴展胸腔，舒展抑鬱在胸口的壓力。

2. 強化脊椎柔軟度，矯正脊椎排列，保健脊椎。

3. 按摩背部肌肉，舒緩痠痛不適。

4.延伸拉長整條任脈、舒展上半焦，改善心肺功能。

眼鏡蛇式的進階動作

　　雙腳微微張開，當上半身撐起到最高後，雙腳向上彎曲，頭儘量靠近腳尖，腳尖也盡力靠近頭部，兩者相互趨近，直到脊椎的伸展到達極限後停留調息。

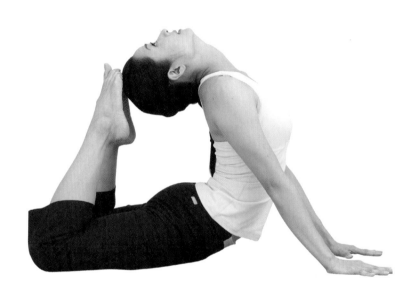

俯臥姿 ②

伸懶腰的貓　症狀緩解｜五十肩

　　罹患五十肩的人，會感到肩膀周圍的關節、肌肉僵硬，手臂活動受限，有時還會引起手部麻痺，若因疼痛而減少活動，反而會使症狀惡化。經常練習此體位法對於改善及避免五十肩特別有效，原因是當背部向下壓時，能刺激許多主治肩關節病變的穴道，圖中的天宗穴即為其中之一。已患有五十肩者，剛開始做此動作會感到非常疼痛，胸口難以接近地面，但只要按照步驟、循序漸進、持之以恆的練習，便能一步步增加肩關節的活動範圍，疼痛感也會逐漸消失，五十肩也就不藥而癒了。

─── 小腸經
─── 膀胱經

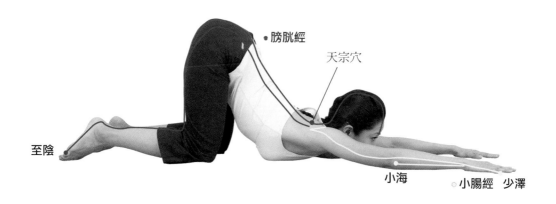

膀胱經

天宗穴

至陰

小海

小腸經　少澤

有駝背或五十肩問題的學員，因肩關節活動範圍受到限制，在練習此體位法時，胸口很可能無法貼地，並且感到肩膀疼痛難耐，但千萬別因此而放棄，貼不到地面沒有關係，透過深沉緩慢的呼吸，放鬆身體肌肉，將力量交給地心引力，自然而然慢慢接近地板，就能幫助柔軟度逐漸提升。

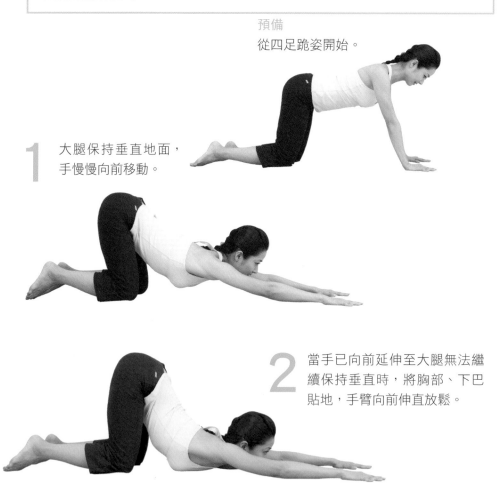

預備
從四足跪姿開始。

1 大腿保持垂直地面，
手慢慢向前移動。

2 當手已向前延伸至大腿無法繼續保持垂直時，將胸部、下巴貼地，手臂向前伸直放鬆。

停留：將全身的力量都交給地板，儘量放鬆，調息 5 ～ 8 次，感覺每一次的呼吸都幫助自己更加沉澱，背部和肩頸的壓力也慢慢釋放開來。

還原：雙腳向後滑，趴著放鬆休息一下。

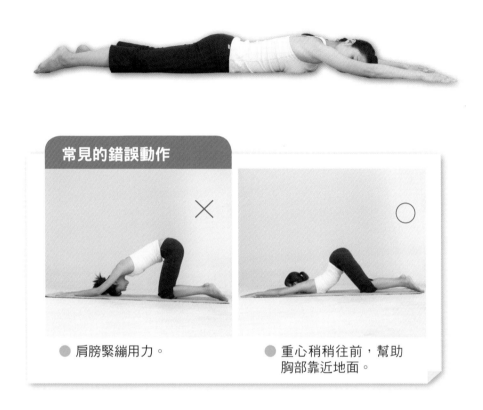

常見的錯誤動作

×

○

● 肩膀緊繃用力。

● 重心稍稍往前，幫助胸部靠近地面。

貓式的初階動作

　　經過呼吸法和放鬆法的調整，若胸部仍無法貼地，可稍將重心往前移動，讓胸部儘量靠近地面即可，或者也可放置一個枕頭於胸部下方，趴在枕頭上練習會舒服很多。

貓式的瑜伽效果

1. 伸展肩關節，按摩肩膀周圍的穴道，曲垣穴、肩井穴等，能立即紓解背部、肩頸的僵硬與疲勞。
2. 強化肩關節柔軟度，改善或避免五十肩。
3. 增加脊椎柔軟度，矯正駝背。
4. 舒展胸腔，使呼吸順暢，心情愉快。
5. 輕柔地按摩腹部，提升內臟功能。

弓式 症狀緩解｜便秘、脹氣

大腸經在早上五點～七點於人體運行，故早上醒來喝一杯溫開水後進行排便，是保持腸胃道健康的妙方。但現代人因飲食習慣、壓力、生活不規律、腹肌力量不足等因素，時常受便秘所苦，除了多攝取高纖食物、養成固定如廁的習慣外，適度的運動也能有效改善便秘。當我們練習弓式時，腹部許多主治消化系統不適的經絡及穴道被刺激按摩，同時位於背部膀胱經上的大腸俞、小腸俞也能得到按壓，長時間持續且規律練習，能有效幫助改善便秘、脹氣，增進腸胃道健康。

—— 大腸經
---- 肺經
---- 任脈
—— 膀胱經

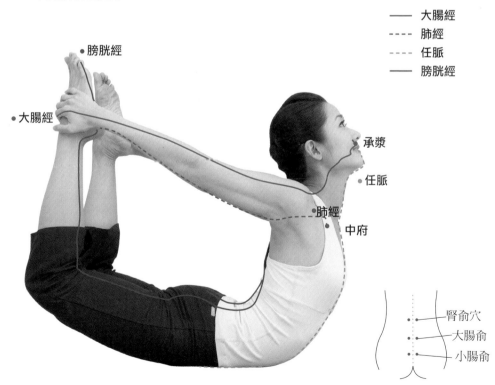

● 膀胱經

● 大腸經

承漿

● 任脈

肺經

● 中府

腎俞穴
大腸俞
小腸俞

為了想做到弓式，許多學員往往使盡全身的力氣。其實弓式一點也不需費力，反而需要極度放鬆，只要利用雙腳輕輕向後踢的力量，就可帶動身體弓起。相反地，上半身若是過於緊繃用力，重量隨之變重，就會造成上半身和下半身力量相互拮抗，做起弓式來就相當費力了！只要能抓到要領，即使是脊椎柔軟度不佳的讀者，使用輕巧的力量也可輕鬆完成弓式喔！

預備
從俯臥姿開始。

1 雙手分別抓住雙腳的腳踝，
吸氣──預備。

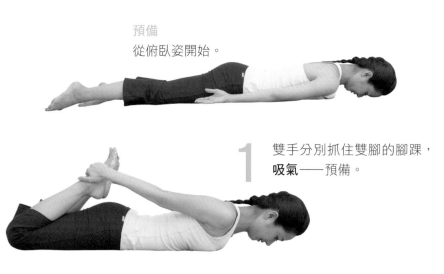

2 **吐氣**──全身放鬆，唯雙腳
向後踢，帶動身體向上弓起，
下巴微抬，使胸口確實擴開。

停留：放鬆而緩慢地調息 5 次，停
留約 30 秒。

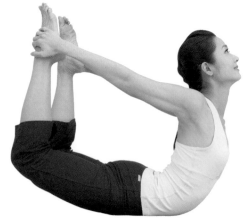

還原：上半身先趴回地板，再將手慢
慢鬆開。以嬰兒式休息，反向
伸展脊椎。

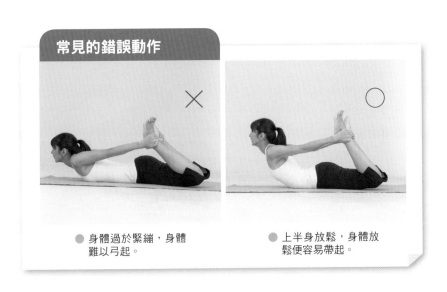

常見的錯誤動作

×

● 身體過於緊繃，身體
難以弓起。

○

● 上半身放鬆，身體放
鬆便容易帶起。

弓式的效果

1.伸展肩關節，增加肩關節柔軟度。

2.擴展胸腔並伸展腹肌，消除疲勞，使身體輕鬆有活力。

3.脊椎充分向後伸展，改善脊椎僵硬的問題，有效保健脊椎。

4.按摩腹腔內器官，增進消化功能。

5.刺激背部膀胱經，改善便秘、脹氣。

弓式的初階動作

　　脊椎有特殊疾病的學員，練習弓
式時若感到不適而難以放鬆，不妨先
練習半弓式。先以單手小手臂將上半
身撐起，同側腳放鬆伸直著地，另一
手抓住同側腳踝，先做單側弓式，停
留 5 次呼吸後再進行另一側弓式。

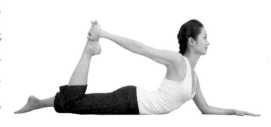

弓式的進階動作

- 若身體已能輕鬆向上弓起，可在完
  成弓式後，接著連續進行左右兩邊
  的側弓式，步驟如下：

1. 按照上述步驟完成弓式，停留 5 次
   呼吸。

2. **吸氣**——預備，**吐氣**——同時左腳
   往下壓，右腳往上拉高，頭部往右轉，
   讓身體往左翻轉，到側躺的姿勢，
   右腳往後踢高，停留 5 次呼吸。

3. **吸氣**——還原回到中央，**吐氣**——
   以同樣的方式往另一邊翻轉，停留
   5 次呼吸。

- 肘關節和肩關節已鍛練得非常柔軟
  的讀者，可試著將手肘往前轉，指
  向前方。(建議在有老師協助的情
  況下練習)

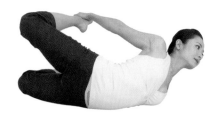

換邊翻轉

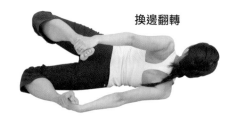

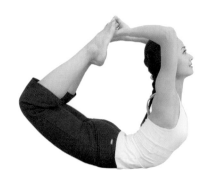

扭轉弓式　健康助益│化解心鬱

　　練習扭轉弓式時，上半身放鬆撐起，後腳帶動身體向後擴展，不但紓解了鬱結於胸口的壓力，更伸展拉長了手臂內側的心包經，中醫裡認為心包經主「喜樂出焉」，意味著疏通心包經可使人開朗快樂，停留於此體位法的同時也刺激按摩了心經上的極泉穴，及胸口中央的膻中穴，此二穴道為解鬱大穴，若能時常練習扭轉弓式，便能常保心胸開闊，遠離憂鬱之苦。

- - - - 心包經
──── 胃經
　　　心經

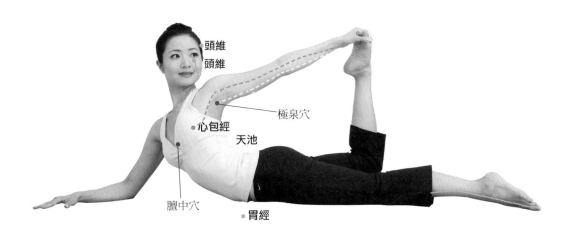

頭維
頭維

極泉穴

●心包經　天池

膻中穴

●胃經

練習扭轉弓式時，愈放鬆，愈容易輕鬆伸展，若身體過度緊繃，很可能腳一踢，骨盆就不知不覺離開地板，此時重心不穩，肌肉又更加緊繃用力，做起動作來會很不舒服。

　　當上半身由手臂撐起時，須注意到肩關節的穩定，勿將身體的力量鬆垮垮地壓在肩膀上，否則動作完成後會覺得肩膀酸痛。身體應向上延伸，核心肌群幫忙施力，才能達到有效又安全的伸展。

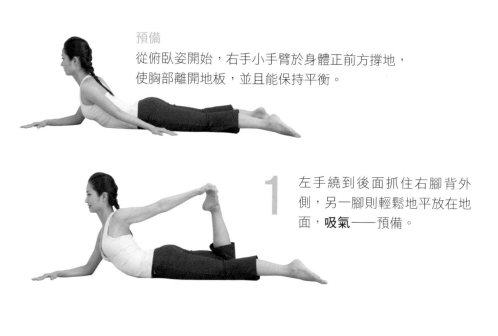

預備
從俯臥姿開始，右手小手臂於身體正前方撐地，使胸部離開地板，並且能保持平衡。

1 左手繞到後面抓住右腳背外側，另一腳則輕鬆地平放在地面，**吸氣**——預備。

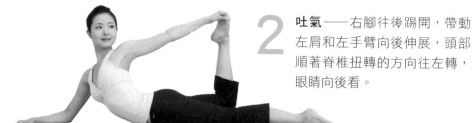

2 **吐氣**——右腳往後踢開，帶動左肩和左手臂向後伸展，頭部順著脊椎扭轉的方向往左轉，眼睛向後看。

停留：將意念放在身體左側，包括肩、手臂和脊椎左側肌群，
　　　儘量保持放鬆，緩慢的呼吸 5 次，約停留 30 秒。
　　　慢慢地將左手鬆開，小手臂撐回地面，換右手離地抓左腳，
　　　進行相同動作。

還原：待兩邊動作皆完成以後，以嬰兒式休息一下，反向伸展
　　　脊椎，放鬆舒緩腰背的痠緊感。

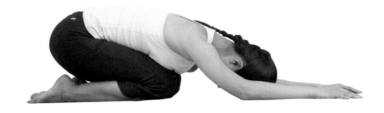

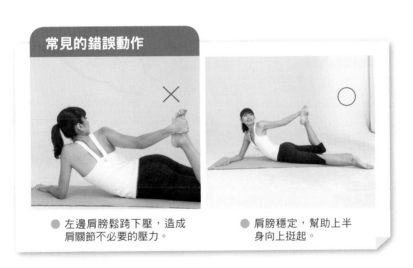

常見的錯誤動作

● 左邊肩膀鬆跨下壓，造成
　肩關節不必要的壓力。

● 肩膀穩定，幫助上半
　身向上挺起。

扭轉弓式的效果

1.增進肩關節柔軟度，改善駝背的問題，避免五十肩。

2.伸展手臂，放鬆手臂肌肉，修飾手臂的線條。

3.扭轉脊椎，釋放腰背肩頸的壓力，舒緩或避免上背及下背痠痛。

4.刺激按摩極泉穴和膻中穴，使心胸開闊。

扭轉弓式的初階動作

● 長期有駝背習慣的讀者,肩關節或脊椎柔軟度受限,身體要撐起有可能就相當吃力了,若加上扭轉,腰部會感到壓迫不舒服,肩膀也疼痛難耐,此時可改抓同側腳,亦即左手抓左腳,右手抓右腳,減少扭轉的幅度,動作較容易完成。

● 另外一種方式是使用瑜伽帶來輔助,將瑜伽帶套住腳,手抓帶子的另一頭,如此可依照個人需求調整手部抓握的位置,可減緩腰部壓迫感。

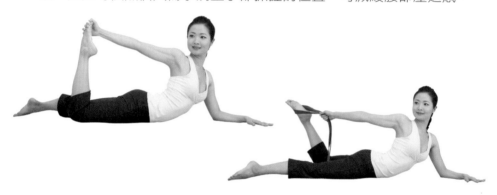

扭轉弓式的進階動作

　　向後踢的腳,大腿離開地面,向上拉高,增加脊椎向後伸展的幅度,同時原本支撐地面的手,伸直離地,向前延伸,加入平衡感及肌力的訓練。

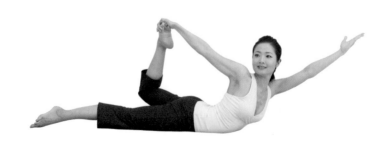

俯臥扭轉式 健康助益 | 促進女性荷爾蒙平衡

　　練習俯臥扭轉式時，手臂及胸口保持貼地不動，下半身向後扭轉，使腰間的帶脈被疏通開來，人體其他經脈都是上下縱向而行，只有奇經八脈中的「帶脈」橫向環繞一圈，好像把縱向的經脈用一根繩子串在一起，有「總束諸脈」的作用。帶脈是調理月經及婦科各器官的重要經絡，長期練習此體位法，可協調女性荷爾蒙的平衡，避免婦科疾病。

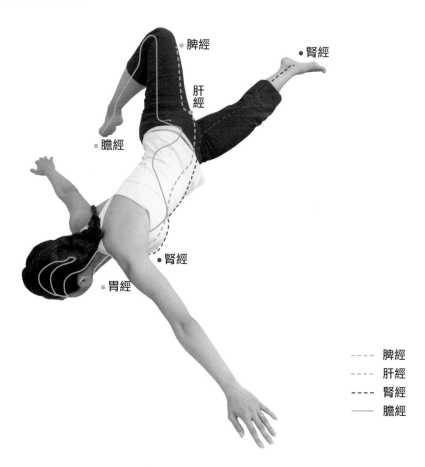

脾經
腎經
肝經
膽經
腎經
胃經

---- 脾經
---- 肝經
---- 腎經
──── 膽經

POINT ! 準備好了再開始

　　為了維持重心的平衡，腿部動作開始後，胸部以上應儘量保持穩定不動，放鬆地趴在地面上，如此當下半身扭轉向後時，才不至於因為重心不穩而使得肩膀、頸部受到壓迫而緊繃用力。

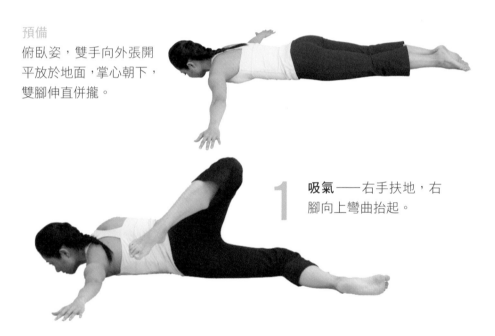

預備
俯臥姿，雙手向外張開平放於地面，掌心朝下，雙腳伸直併攏。

1 **吸氣**——右手扶地，右腳向上彎曲抬起。

2 **吐氣**——下半身像左翻轉，使右腳尖點地，同時往左手肘的方向靠近，頭保持中立，下巴輕輕放在地面上。

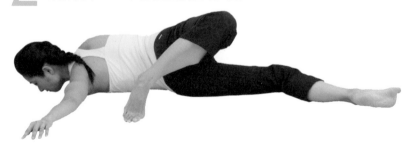

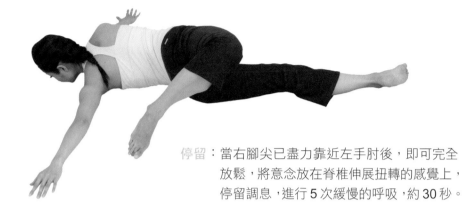

停留：當右腳尖已盡力靠近左手肘後，即可完全
　　　放鬆，將意念放在脊椎伸展扭轉的感覺上，
　　　停留調息，進行 5 次緩慢的呼吸，約 30 秒。
還原：吸氣時回到俯臥姿，休息一下再換邊。

俯臥扭轉式的初階動作

　　若腳尖無法點地，騰空放鬆也能達到良好的伸展效果。藉由地心引力的幫忙，脊椎柔軟度自然會慢慢進步。

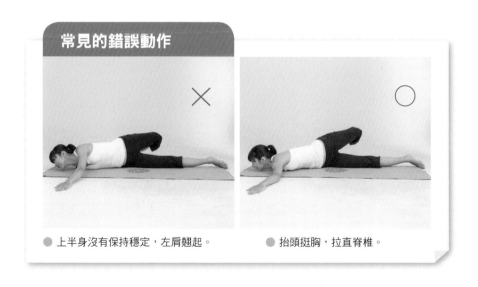

常見的錯誤動作

● 上半身沒有保持穩定，左肩翹起。

● 抬頭挺胸，拉直脊椎。

俯臥扭轉式的效果

1.增加脊椎的柔軟度，避免脊椎病變。

2.按摩脊椎周圍的肌群，舒展上背及下背的壓力，緩解疲勞感。

3.伸展腰部及腹部肌肉，修飾線條，減少脂肪囤積。

4.拉帶脈，調理婦科疾病。

腿部伸展 症狀緩解｜腿痠、腳麻

　　雙腿向外伸直拉開，使得腿內側的脾經、腎經和肝經得到舒展，暢通此三條經絡，顧名思義便是能健脾、養肝、固腎，使人常保活力。而此動作針對腿內側三條陰經上穴道的按摩又特別有效，練習此體位法，能幫助腿部氣血運行，改善因久站或久坐而產生的腿痠、腳麻及腳底冰冷等症狀。

---- 脾經
---- 肝經
---- 腎經

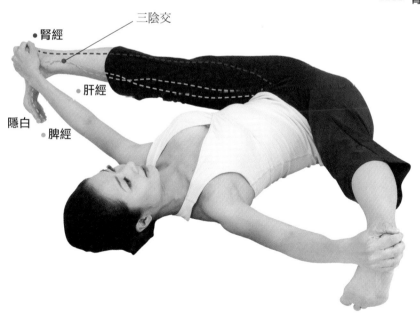

三陰交

● 腎經

● 肝經

隱白
● 脾經

練習此體位法時，為了使手能拉到腳，許多學員不知不覺就會將肩膀聳起，頭部後仰，脖子緊繃用力，如此不但無法達到放鬆的效果，反而容易引起肩頸痠痛。因此，進行此體位法時，必須提醒自己要將肩頸部位保持在休息的狀態，就像平躺睡覺時一樣放鬆。

預備
平躺放鬆。

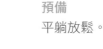

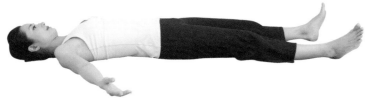

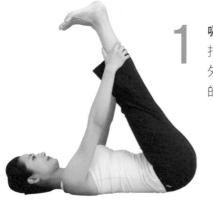

1 **吸氣**——雙腳伸直併攏向上舉起，腳跟指向天花板，雙手輕輕扶在膝蓋或小腿外側，停留調息，進行 5 次深沉而緩慢的呼吸，先伸展腿部後側的膀胱經。

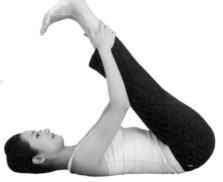

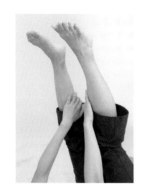

2

雙手改扶在膝蓋內側，將腳由內往外拉開，使腳尖往地板的方向靠近，同樣停留五次呼吸。

停留：停留在動作 1 時，將意念放在腿部後側的伸展；停留在動作 2 時，則將意念專注於腿部內側伸展的感覺。

慢慢拉開

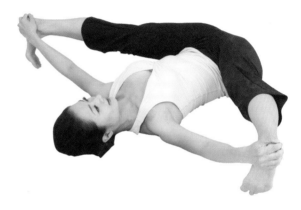

還原：兩個動作皆完成後，雙腳在地上伸直，踢一踢、動一動，使雙腳徹底放鬆。

常見的錯誤動作

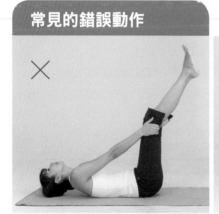

● 肩膀聳起，緊繃用力。

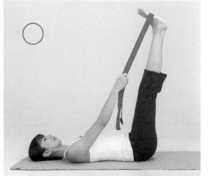

● 使用瑜伽帶輔助，使肩頸放鬆地平貼於地面。

腿部伸展的初階動作

　　若手拉腳感到吃力，或者
膝蓋難以伸直，可使用瑜伽
帶或手巾來輔助。以瑜伽帶
套住腳掌，將腳儘量朝欲伸
展的方向拉，即可達到良好的
伸展效果。沒有準備瑜伽帶的
讀者，可用毛巾繞腳掌一周，
手抓住毛巾兩頭，代替瑜
伽帶的功能。

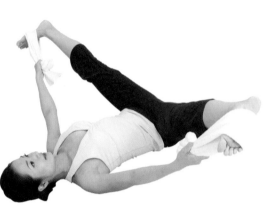

腿部伸展的進階動作

　　雙手抓住腳後跟，做相同的
動作，可增加伸展的幅度。

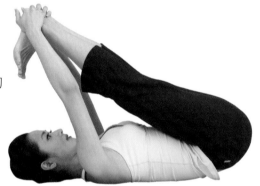

腿部伸展的瑜伽效果

1. 疏通腿部經絡，紓壓解勞。久站或走很多路後，以此體位法舒緩痠
　痛疲勞，效果良好。
2. 伸展腿部肌肉，修飾腿部線條。

仰臥扭轉式 症狀緩解│腰痠、背痛

　　此體位法強調腰部的扭轉，疏通帶脈，同時背部的膀胱經也得到按摩，手臂上以極泉穴為起點的心經也徹底舒展開來。早上醒來因身體已固定同樣姿勢一段時間，而晚上睡前也可能因為累積了一天的疲勞，不免會感到腰痠背痛、手臂痠麻，此時若能以此體位法疏通經絡，便能緩解不適症狀，使身體輕鬆舒暢，清晨練習提神醒腦，睡前練習則有助提升睡眠品質。

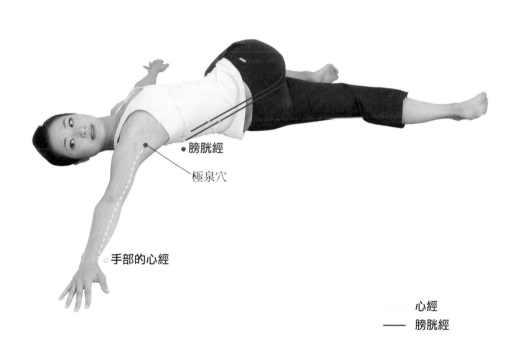

● 膀胱經

極泉穴

● 手部的心經

心經
膀胱經

此體位法的要領是放鬆並穩定上半身，扭轉下半身，感覺身體像扭毛巾一樣扭轉開來，動作過程都不需要用力。一般人肩頸部位常不自覺地緊繃用力，因此需特別提醒自己要徹底放鬆，如此才能享受到完全紓壓的感覺。

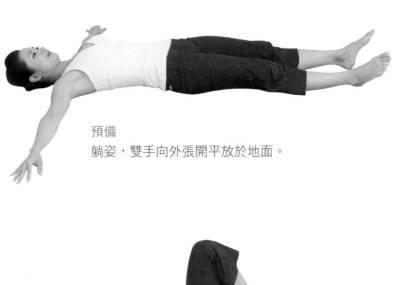

預備
躺姿，雙手向外張開平放於地面。

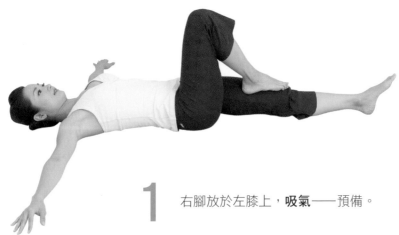

1 右腳放於左膝上，**吸氣**──預備。

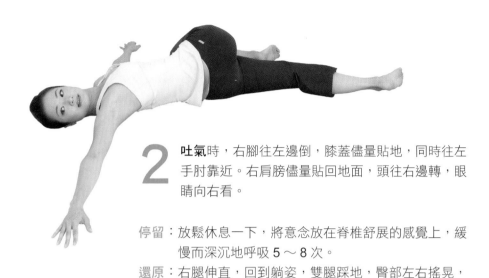

2

吐氣時,右腳往左邊倒,膝蓋儘量貼地,同時往左手肘靠近。右肩膀儘量貼回地面,頭往右邊轉,眼睛向右看。

停留:放鬆休息一下,將意念放在脊椎舒展的感覺上,緩慢而深沉地呼吸 5 ~ 8 次。

還原:右腿伸直,回到躺姿,雙腿踩地,臀部左右搖晃,放鬆一下,再換邊。

仰臥扭轉式的初階動作

若肩膀無法貼回地面,身體不能放鬆,可雙腿皆彎曲來進行練習。

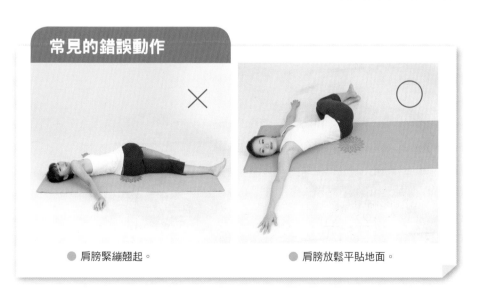

常見的錯誤動作 ✕

● 肩膀緊繃翹起。

〇

● 肩膀放鬆平貼地面。

仰臥扭轉式的進階動作

　　欲增加扭轉幅度的讀者，可將左腳（即原本伸直的腳）向後彎曲，右手抓住左腳背，同時左手按住右膝。吐氣時，頭往右邊轉，右肩向下壓，儘量往地板靠近，扭轉到最徹底後，放鬆調息。

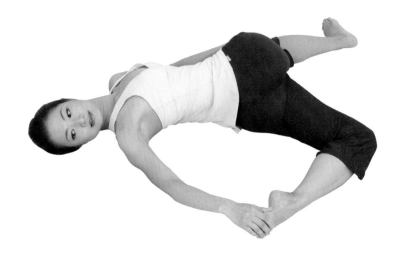

仰臥扭轉式的效果

1. 扭轉脊椎，疏通背後的膀胱經，消除疲勞，使通體舒暢。
2. 伸展腰部兩側肌肉，修飾腰部線條。
3. 此簡易體位法，可於睡前或剛睡醒時練習。睡前練習可放鬆身心，幫助睡眠；早上醒來時練習，可提神醒腦，使一天充滿朝氣。
4. 疏通帶脈，改善腰痠背痛。

魚式 健康助益 | 改善失眠

　　練習魚式時，胸口向上拱起，可開任脈，使呼吸順暢；手臂向上伸直放鬆，疏通手臂內側的心經，可養心安神，防治心煩、心悸；頭頂頂地，刺激按摩頭頂正上方的百會穴，使頭部血液循環良好，頭重、煩躁的問題也可得到舒緩；同時頸部後側的天柱穴及肩膀上的肩井穴也按摩到了，肩頸疲勞紓解開來。

　　平時規律地練習魚式或於睡前練習，皆可紓解壓力，消除疲勞，若有失眠症的讀者也能藉此獲得改善。

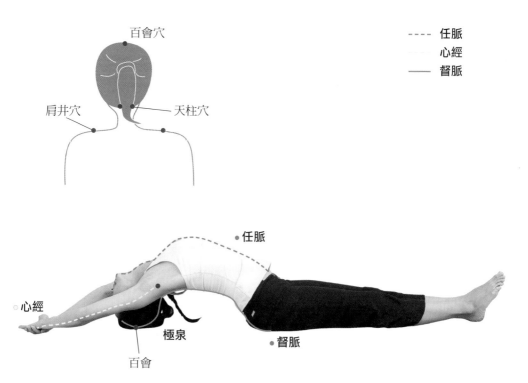

百會穴

肩井穴　　　　　天柱穴

- - - - 任脈
　　　　心經
──── 督脈

任脈

心經

極泉

百會

督脈

！準備好了再開始

練習魚式時，頭部頂地的位置是頭頂上方的百會穴，若頭部不夠後仰，則會變成後腦勺頂地，如此可能會感到頭暈，而另一方面頭部容易向下滑，以致肩膀緊繃，無法放鬆。

預備
從躺姿開始。吸氣，手肘撐住地面。

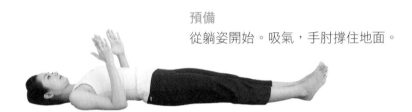

1 **吐氣時**——胸往上頂，同時頭往後仰，使頭頂正上方的百會穴頂住地板。

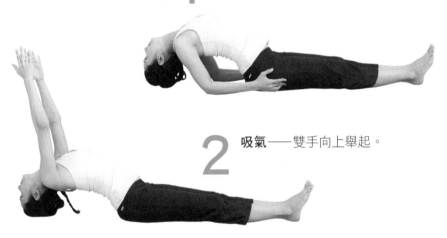

2 **吸氣**——雙手向上舉起。

3 **吐氣**——放鬆地將雙手向後放。

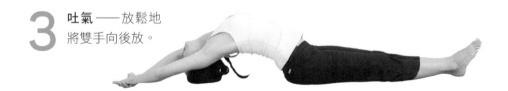

停留：非常放鬆地緩慢呼吸，感覺所有的力量都交給地心引力。停留5～
　　　8次呼吸。

還原：手肘撐回地面，施一點點力，讓頭稍微離地後再收下巴，自然而
　　　然地回到平躺的姿勢。接著，抱住頭部，讓下巴靠近胸口，反向
　　　伸展頸椎和上背。

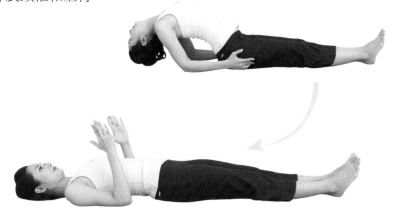

魚式的初階動作

　　剛開始學習此體位法，可能會有些緊張，不放心將手鬆開舉起，此時
可先停留在步驟1，以確保安全，待全身能完全放鬆，再將手往後放。

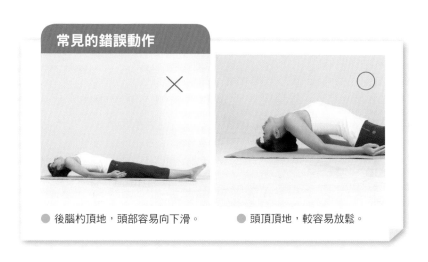

常見的錯誤動作

× ○

● 後腦杓頂地，頭部容易向下滑。　　● 頭頂頂地，較容易放鬆。

魚式的進階動作

　　完成基本魚式，停留五次呼吸後，接著連續進行進階式，雙手從後方移至前方合掌，雙腳併攏離地，感覺手和腳皆往斜上方 45 度延伸。訓練腹肌、腿部和手臂的肌力。

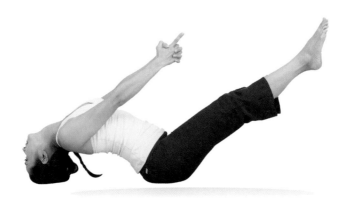

魚式的效果

1. 使胸腔得到完全的伸展，消除胸口鬱悶的感覺。
2. 按摩上背、肩頸部位深層的肌群，紓解壓力，消除疲勞。
3. 增加肩關節柔軟度，改善駝背、五十肩等問題。
4. 伸展手臂內側，修飾手臂線條。
5. 按摩頭頂承光穴、百會穴，促進血液循環，紓解頭痛。經常感到頭重的讀者，可藉由規律練習此體位法獲得改善。

犁鋤式 症狀緩解｜背部僵硬、頭痛

　　停留在犁鋤式時，可明顯感覺到從頸部後側開始，延著整個背部、腿後側到腳後跟痠痠麻麻熱熱的，督脈及膀胱經都徹底疏通開來，督脈為諸陽之會，陽氣最盛，膀胱經是寒氣出入之所，寒氣最多，練習犁鋤式，可使督脈之陽氣源源不絕，更可將膀胱經之積寒隨汗排出，當做完犁鋤式，重新平躺下來時，整個身體會變得格外輕鬆舒暢，背部頸部的緊繃感都紓解開來，長期規律地練習能預防或緩解背部僵硬、胸悶和頭痛等症狀。

—— 督脈
—— 膀胱經

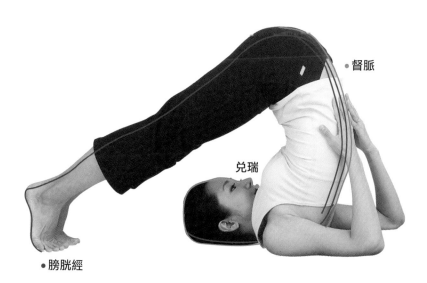

• 督脈

兌瑞

• 膀胱經

POINT！ 準備好了再開始

　　從步驟 1 搖籃動作開始，身體就必須注意保持放鬆，如此才能使身體順利滾動起來，向後翻轉也會輕鬆自然許多。相反地，若身體緊繃用力，不但難以滾動，到了犁鋤式時，也無法達到伸展效果。

　　做到犁鋤式後，頭部必須維持在中立的位置，隨意地轉動頭部是很危險的動作，容易拉傷頸部。

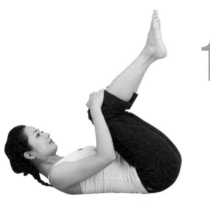

1 雙手抓住小腿前側，頭部離地，下巴和胸口保持一個拳頭的距離，整個脊椎彎曲呈一 C 字型。

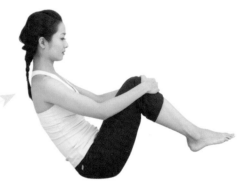

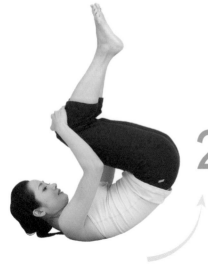

2 前後搖晃滾動，先練習搖籃的姿勢，約 3 ～ 5 次。愈搖愈高以後，在往後滾的同時，手撐住下背，使身體向後翻。

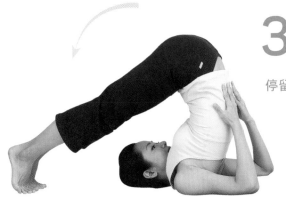

3 手掌心扶穩下背，腳慢慢靠近地板。

停留：將意念放在背部和腿後側的伸展上，感覺從頸椎後側到腳後跟，整條經絡痠痠麻麻的，放鬆地調息五次，約停留 30 秒。

還原：手扶好下背，再將手慢慢往臀部移動，讓脊椎由上往下一節一節滾回地面，最後平躺放鬆下來。

犁鋤式的初階動作

從未做過犁鋤式的讀者，若自行練習時感到害怕或無法放鬆，建議在指導老師的陪同下進行練習，切勿勉強嘗試，以避免造成運動傷害。在家中自學的讀者練習步驟 1 搖籃動作即可。

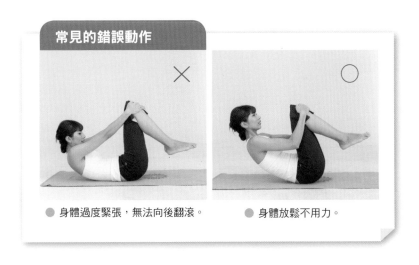

常見的錯誤動作

✕

○

● 身體過度緊張，無法向後翻滾。　　● 身體放鬆不用力。

犁鋤式的進階動作

若腳趾頭可以碰地，雙手可離開下背，伸直放於地面，掌心朝下，腳跟慢慢往前推，直到最盡力的位置，如此可增加身體後側伸展的幅度。

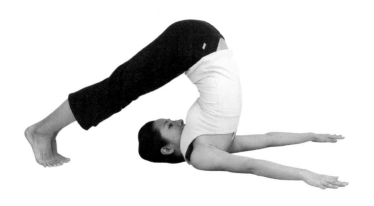

犁鋤式的效果

1. 伸展頸部和背部，解除疲勞感。
2. 增加脊椎柔軟度，改善平背和脊椎僵硬的問題，保健脊椎。
3. 疏通背部的督脈和膀胱經，達到排毒養身之效。

橋式 症狀緩解｜腰痛、下背痠緊

　　練習橋式不但能打通任脈及腎經及胃經等身體陰面經絡，雙手掌腹拖住腰部，更可按摩膀胱經上的腎俞穴及志室穴，現代人多為坐式生活型態，久坐的結果造成了此兩個穴道容易氣淤，腰痛和下背痠緊是很普遍的文明病，練習橋式時恰恰針對此二穴進行自我按摩，能有效緩解腰部及下背部的不適症狀。

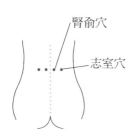

- ---- 任脈
- ---- 腎經
- ── 胃經

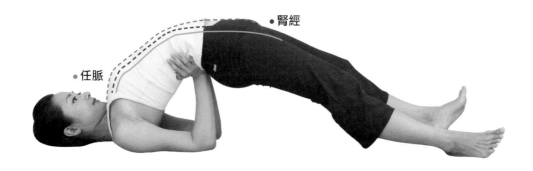

POINT！ 準備好了再開始

進行橋式的練習時，想像自己的身體是一座橋，小手臂就像橋的柱子一樣，必須垂直地面，才能平衡而不費力地支撐這座橋。若小手臂沒有垂直地面，手肘和手腕都會因承受過多的壓力，而感到疼痛。因此調整小手臂至垂直地面的位置是很重要的。

預備
從躺姿開始，腳跟盡力往臀部靠近，此時膝蓋和腳掌皆與骨盆同寬，雙手抓住腳踝外側。肩膀保持放鬆，**吸氣**——預備。

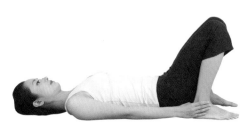

1 **吐氣** ——臀部夾緊，往上推到最高。

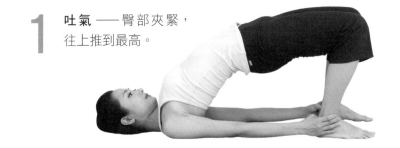

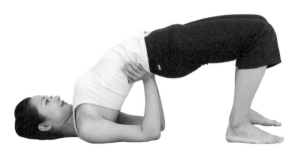

2 五指併攏，指頭皆朝外，將手臂挪到腰下，大手臂支撐地面，掌腹放在腰椎兩側平常容易感到疲勞的兩塊肌肉上。

3 持續將臀部推高，手臂向內微調，使小手臂垂直地面。取得平衡後，雙腳向前伸直，放鬆調息。

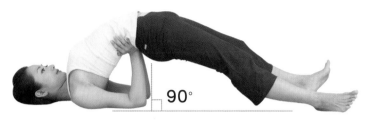

90°

停留： 全身放鬆，看著腹部緩慢地一凹一凸，練習腹式呼吸的技巧，深吸、深吐 5 次。

來回拉10下

還原：雙腳先分別踩回地面，鬆手後，脊椎由上往下一節一節捲下，回到地面，平躺放鬆。接著拉住膝蓋，往身體方向來回拉十下，反向伸展脊椎，緩和腰椎痠緊的感覺。

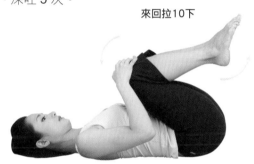

常見的錯誤動作

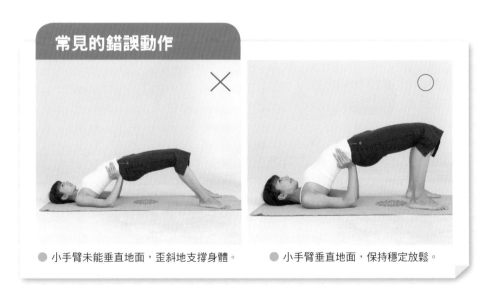

✕

○

● 小手臂未能垂直地面，歪斜地支撐身體。

● 小手臂垂直地面，保持穩定放鬆。

橋式的初階動作

　　若腰部向上弓起的幅度不足以讓小手臂垂直的於腰下，可先練習步驟 1，同樣停留 5 次深吸、深吐的時間，反覆練習一段時間後，脊椎柔軟度增加，自然能將身體愈弓愈高，接著再循序漸進練習至步驟 2 和步驟 3。

橋式的進階動作

　　單腳離地指向天花板，左右兩邊分別停留 5 次呼吸。

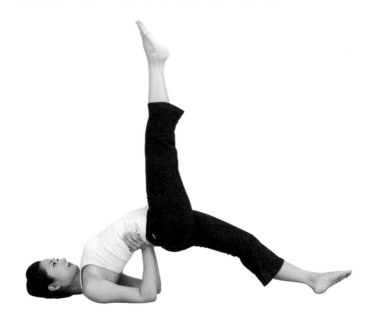

橋式的瑜伽效果

1. 伸展脊椎，增加脊椎柔軟度，有效達到脊椎保健的目的。
2. 舒展腰部後側肌群，按摩腎俞穴，消除下背痠痛，緩解腰椎疼痛。
3. 打通任督二脈，調節人體陰陽二面的經絡，減少疾病的發生。

輪式 身體助益｜提升代謝功能

　　練習輪式能有效打通身體所有陰面經絡，深層地調節肝、脾、腎的功能，肝主解毒、脾主排水、腎主利尿，保持肝經、脾經、腎經的暢通，提升人體代謝功能，可以避免內分泌失調等陰病的產生。

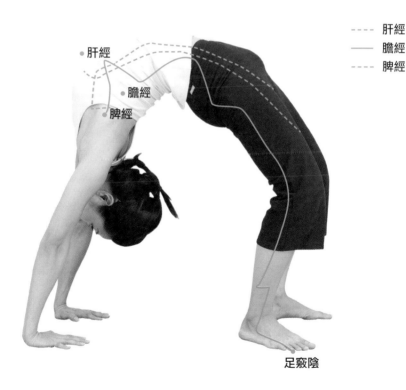

肝經

膽經

脾經

‑‑‑‑ 肝經

—— 膽經

‑‑‑‑ 脾經

足竅陰

準備好了再開始

　　手和腳撐地的位置和方式是此體位法的主要重點。手和腳愈靠近，就愈容易撐起身體，同時要注意的是手肘必須朝向正前方，膝蓋則朝正後方（如步驟1所示），如此才能正確施力，避免運動傷害。

預備
雙腳張開約肩的兩倍寬，腳指頭朝向正前方。

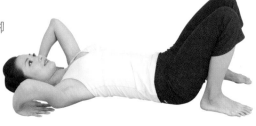

1 **吐氣** ── 手腳將身體向上撐起，同時頭部後仰，使頭頂百會穴頂地。

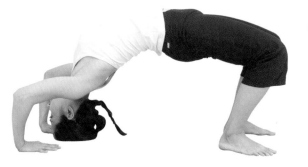

2 動作1練習一段時間，感覺較不吃力後，再試著將手腳伸直，讓頭部離地，眼睛看著地面。

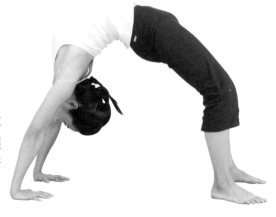

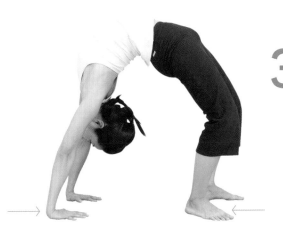

3 身體和頭部皆順利撐起離地後，在脊椎柔軟度許可的情況下，手和腳可互相靠近，增加伸展的幅度。

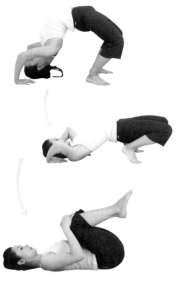

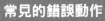

停留：剛開始練習時會感覺到呼吸困難，此時將意念專注在呼吸上，先從停留三次呼吸，約 20 秒開始，再逐漸增加至五次呼吸，停留 30 秒。

還原：手臂彎曲，下巴向內收，後腦勺輕輕著地，慢慢向外滑，接著背也著地。身體平躺放鬆後，雙手抱膝往身體拉十次，進行反向緩和。

常見的錯誤動作

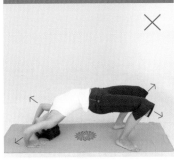 ✕

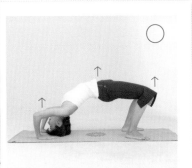 ◯

● 手和腳距離太遠，不容易將身體向上撐起。
● 手撐地時，手肘向外張開，手部無法施力。
● 腳外八，膝蓋向外張開。

● 手肘和膝蓋皆朝正上方。

輪式的初階動作

剛開始練習此體位法的讀者，一定要循序漸進，切勿操之過急。如果無法達成體位，先停留在步驟 1 即可。有駝背問題的讀者練習輪式時必定感覺到格外吃力，但只要先從步驟 1 開始耐心練習，便能逐漸強化脊椎柔軟度，確實矯正駝背，當你能真正將身體撐起時，表示駝背的問題已完全消失囉！

輪式的進階動作

單腳離地，腳趾指向天花板。剛開始做變化，可先朝向前方 45°，待身體能確實穩定平衡，再逐步挑戰。

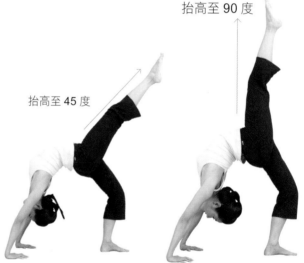

抬高至 90 度

抬高至 45 度

輪式的瑜伽效果
1. 使脊椎獲得完全的伸展，強化脊椎柔軟度，讓身體保持柔軟、敏捷。
2. 伸展肩胛部位，有效改善駝背的問題。
3. 舒展胸腔，消除鬱悶及疲勞感。
4. 增進平衡感，讓體態更優雅平穩。
5. 按摩上背和下背肌肉，緩解腰背肩頸痠痛。
6. 打通陰面經絡，提升人體代謝。

頭倒立式 身體助益 | 養生保健

　　當我們把身體顛倒過來停留一段時間，原本向下走的氣往上升，向上走的氣往下降，可活絡氣血，讓所有的能量頓時暢通、氣血充足，維護所有生理機能保持正常運作。以百會穴頂地，持續刺激按摩百會穴，更是極佳的養身妙法；百會穴是督脈、肝經、膀胱經相合的穴位，乃「諸陽之會」，人體所有陽氣都聚集在這裡，按摩百會穴，使陽氣充足，增強人體自癒力。

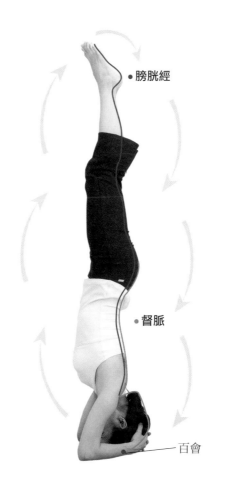

—— 督脈
—— 膀胱經

● 膀胱經

● 督脈

—— 百會

頭倒立式是適合已經練習瑜伽很長一段時間的讀者。從跪姿到倒立的過程是一連串力量的轉移,剛開始腿部支撐了許多力,往前走以後,逐漸以手臂、頭頂及腹肌來支撐全身的重量,因此練倒立前必須先強化核心肌群(胸部以下,膝蓋以上的肌肉),從未嘗試過的讀者請在有老師指導的情況下練習,切勿在家靠著牆自己做,以免扭傷頸部。

預備
從四足跪姿開始。

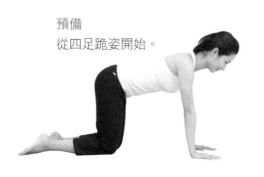

1 雙手十指交握、手肘張開,放於地面上。

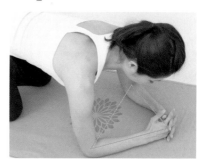

2 頭頂百會穴的位置放於地面上,雙手環抱後腦勺,稍作微調,使頭頂和兩個手肘呈一正三角型,如此三點才能平均施力。

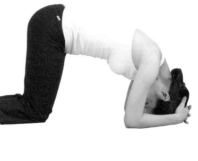

3 **吸氣**——雙腿伸直,臀部往上推高,感覺尾椎向上延伸,脊椎拉長、背打直,使雙腿和背部也形成三角形。

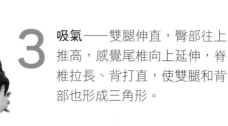

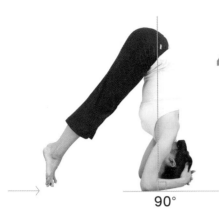

4 脊椎持續向上延伸，在背部打直的前提之下 腳慢慢往前走 往前走的同時，脊椎也會愈來愈接近垂直地面的位置；當脊椎垂直地面，腳尖已逐漸踮起，愈來愈少重心留在腳上，大部分的力量轉移到核心肌群。

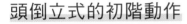

90°

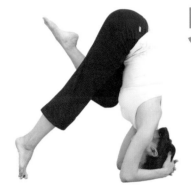

5 當感覺到雙腳愈來愈輕，可先試著收起一腳（大腿不動，膝蓋彎曲，腳尖指向天花板）。

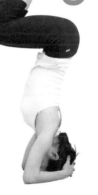

6 感到平衡後，接著再收起另一腳。

頭倒立式的初階動作

　　步驟 3、4、5、6 皆可作為初階動作的選擇。初學者必須先練習步驟3，確實將脊椎拉直，學會用腹肌施力，並且不可彎腰駝背。經過一段時間的練習後，再進行步驟 4 的練習，試著讓脊椎垂直於地面，重心逐漸由腳轉移到頭、手肘及核心肌群。剛開始可先練習單腳離地（步驟 5），熟練後再試著雙腳彎曲離地（步驟 6），直到身體非常平穩，遊刃有餘了，再慢慢嘗試伸直雙腿。

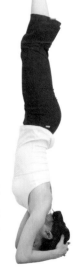

7 停留在步驟 6，感到穩定後再試著將雙腳慢慢朝天花板方向伸直。

停留：平衡穩定後，放鬆地維持正常呼吸，依適應及熟練程度，停留 30 秒～
　　　1 分鐘。

還原：腹肌收緊，重心維持在核心肌群，一腳一腳輕輕放下。切勿一下子就
　　　鬆懈了腹肌力量，如此腳落地的力量過大，容易受傷。接著膝蓋跪地，
　　　趴下來以嬰兒式休息一下。

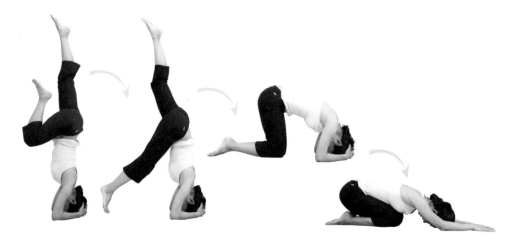

常見的錯誤動作

● 步驟3、4常見錯誤：腳向前走時開始出現駝背的情形，如此一來，愈是往前走，背就會愈
　　　　　　　　　　　圓，重心不在核心肌群，腳一離地身體就會往前倒，非常危險。
● 步驟5常見錯誤：收腳離地時切勿用踢的，要慢慢離開地面才能保持重心穩定。
● 步驟6、7常見錯誤：完成倒立動作後，脊椎的排列就像站姿時一樣直立，頸部不可出現彎
　　　　　　　　　　　曲的情形，如此會壓迫頸椎，長久累積之下將產生運動傷害。

頭倒立式的效果

1.按摩頭頂上方的承光穴和百會穴，改善頭痛、鼻塞的問題。
2.使血液輕鬆回流心臟和腦部，促進血液循環，動作完成後會感到神
　清氣爽，耳聰目明。
3.強化核心肌群的力量，訓練身體的平衡感，矯正體態。
4.刺激百會穴，充足陽氣，增強自癒力。

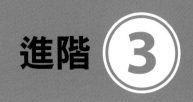

進階 ③

海狗進階變化式 緩解症狀｜乳房脹痛、痤瘡

　　此體位法主要能疏通上半身前側的任脈、腎經，以及起於臉部承泣穴，止於腳趾第二趾厲兌穴的胃經。徹底延展整條胃經，疏通胃經，可養護胃氣，強化消化系統。除此之外，女性經前常有的乳房脹痛或乳汁分泌不順也與胃經淤滯有關，而臉部的痤瘡更經常是胃寒所造成的，時常練習海狗進階變化式，使得胃經氣血暢通，這些惱人的症狀也就會逐漸獲得改善。

---- 任脈
---- 腎經
—— 胃經

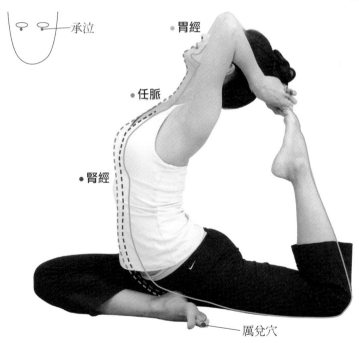

承泣　胃經

任脈

腎經

厲兌穴

練習此動作前必須先熟練海狗式 1（p66）、海狗式 2（p70）兩式，並且感覺到身體相當柔軟，動作毫不吃力，整個進入進階式的過程都是非常放鬆、不緊繃的，才進而嘗試這個動作的練習。

1 從海狗式 2 的完成動作開始，右手拉左腳尖，左手推左腳後跟，參閱 P.70

2 右手抓穩左腳尖，左手輕放左大腿前方。**吸氣**——預備。

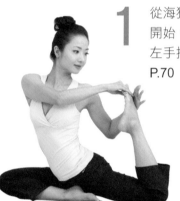

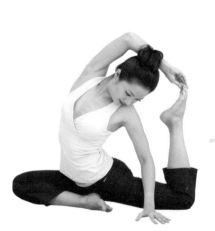

3 **吐氣時**——右手肘向上拉高，上半身跟著往右轉，使胸口朝上。

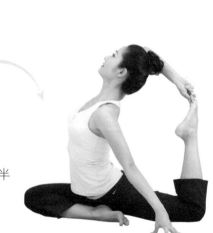

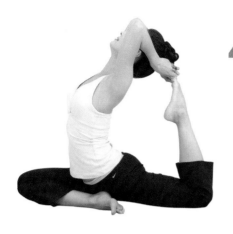

4 平衡穩定後，左手也慢慢離開地面抓住右腳尖，雙手手肘皆朝向前方。

停留：進行 5 次沉穩的呼吸，停留 30 秒。

還原：左手扶回地面，身體慢慢往左轉回，依循著步驟 4 → 3 → 2 → 1 的順序還原後，將腳輕輕放下，再往前趴下來休息一下，並以空掌輕拍下背，舒緩伸展後的痠緊感。

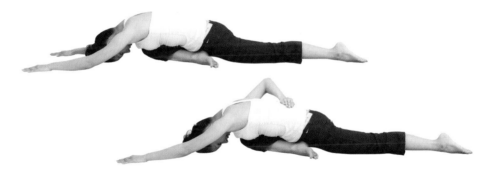

海狗進階變化式的效果

1.徹底伸展脊椎，增加脊椎的柔軟度，使體態更加優雅。

2.按摩背部經絡，紓壓解勞，改善背痛的問題。

3.伸展手臂，修飾手臂線條，消除手臂多餘的贅肉。

4.按摩肩關節周圍的肌群，舒緩肩頸痠痛。

5.疏通任脈、胃經、腎經，促進心肺及消化系統的健康。

海狗進階變化式的初階動作

● 剛開始練習此動作的讀者可先停留在步驟 3，一隻手先留在地面幫助維持平衡。

● 也可使用瑜伽帶來輔助，步驟 1 開始就以瑜伽帶套住腳踝或腳背，手拉住帶子的兩頭，完成身體翻轉的動作後，另一手也離地，一起抓住帶子，如此便能更輕鬆、安全地完成動作。此時需注意抓帶子的兩隻手十指交握，確保兩手抓在同一個位置上。

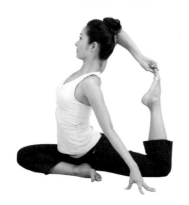 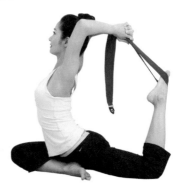

海狗進階變化式的進階動作

頭部向後放鬆，手肘繼續往前拉，讓腳靠近到頭。

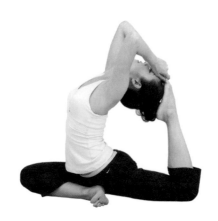

鶴式　身體助益｜提升肝腎解毒功能

　　練習鶴式，刺激手掌正中央的勞宮穴、督脈上的命門穴，以及任脈上的關元穴，將氣集中於下焦，調和下焦周圍的經絡，下焦是指胃以下的部位，包括大腸、小腸、腎、膀胱等，由於肝、腎同源，肝與腎在生理上相互連繫，故肝也屬下焦，若能成功完成鶴式，便能促進這些臟器的氣血運行，不但能鞏固消化系統，更可強化肝腎解毒功能。

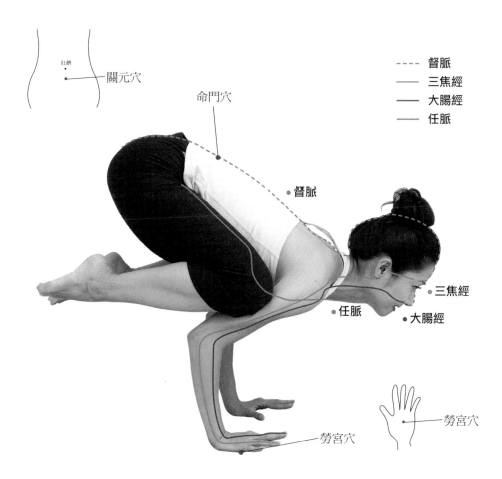

肚臍

關元穴

命門穴

- - - - 督脈
———— 三焦經
———— 大腸經
———— 任脈

督脈

三焦經

任脈　　大腸經

勞宮穴

勞宮穴

練習鶴式時，脊椎應拉長不駝背，感覺尾椎向後方延伸。

　　步驟 2 是練習鶴式最重要的關鍵，能不能成功完成動作，取決於能否掌握到腹肌施力、脊椎延伸拉長的要領。並非由手臂支撐所有力量，大部分的力量應集中在核心肌群，一但有些許駝背，腹肌便失去力量，無法順利平衡。

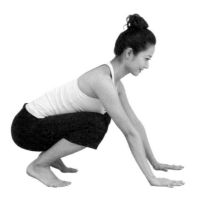

預備
雙手手掌張開貼住地面。

1 雙腳膝蓋及脛骨分別放於雙手的大手臂上，膝蓋儘量靠近腋窩，身體重心往前移，腳跟離地。手掌和前腳掌必須保持一定的距離，至少大於一個小手臂的長度。頭微抬，朝斜前方 45 度方向看，尾椎往後延伸，使脊椎拉長並與地面平行，力量集中在核心肌群。

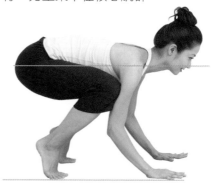

脊椎拉長並與地面平行

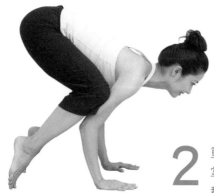

2 重心開始慢慢由後往前移，將前腳掌的力量逐漸轉移到手臂和核心肌群，開始試著單腳離地。

3

想像身體是一座蹺蹺板,手臂和核心肌群是支點,腳和頭分別是蹺蹺板兩邊的力量,繼續逐漸緩慢的往前移,另一腳也慢慢離地,使蹺蹺板兩邊平衡,僅以支點支撐。

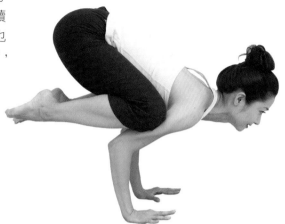

停留:儘量保持放鬆,正常呼吸,勿過度緊繃,停留 30 秒。
還原:重心往後移,直接讓腳著地即可。

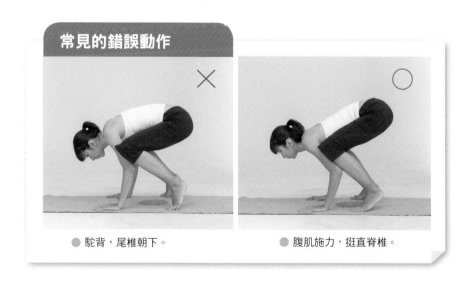

常見的錯誤動作

✕

● 駝背,尾椎朝下。

○

● 腹肌施力,挺直脊椎。

鶴式的效果

1. 鍛鍊手臂肌力，雕塑手臂線條。

2. 強化核心肌群，減少腹部贅肉，保健脊椎。

3. 訓練身體的平衡感和協調性。

4. 刺激手掌上的穴位，促進臟器氣血運行，強化解毒功能。

英雄變化式 身體助益｜養身養心，靜中求動

　　練習此變化式需要非常強的能量，停留幾次呼吸後，整個胃經的氣血全都充盈了起來，啟動全身氣血運行，此時會感到全身發熱，就連手心、腳掌也都熱了起來，此乃靜中之大動，注意要做到鬆而不懈，緊而不僵，如果繃得太緊，氣血就無法暢行。持續練習，自然臉色紅潤，意氣風發，身心調合。

―― 胃經
―― 膽經
- - - 脾經

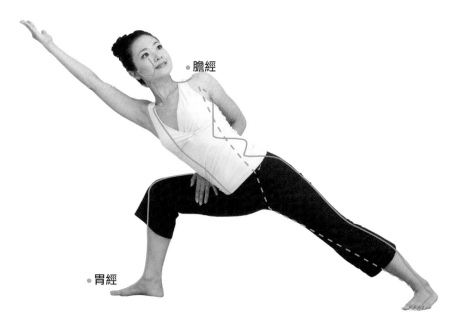

POINT！ 準備好了再開始

　　練習英雄式時，下盤的穩定非常重要，前腳膝蓋應固定好，朝向正前方，不受上半身動作變化而影響。後腳也必須注意挺直，感覺到腿部穩定施力，膝蓋下陷會造成膝關節不當扭曲旋轉，容易造成運動傷害。

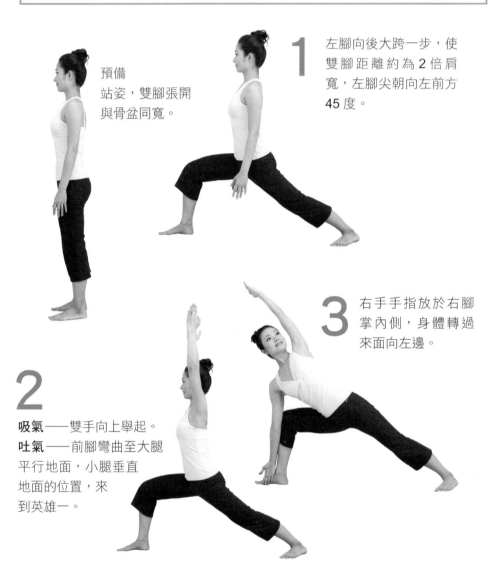

預備
站姿，雙腳張開
與骨盆同寬。

1 左腳向後大跨一步，使
雙腳距離約為 2 倍肩
寬，左腳尖朝向左前方
45 度。

3 右手手指放於右腳
掌內側，身體轉過
來面向左邊。

2
吸氣——雙手向上舉起。
吐氣——前腳彎曲至大腿
平行地面，小腿垂直
地面的位置，來
到英雄一。

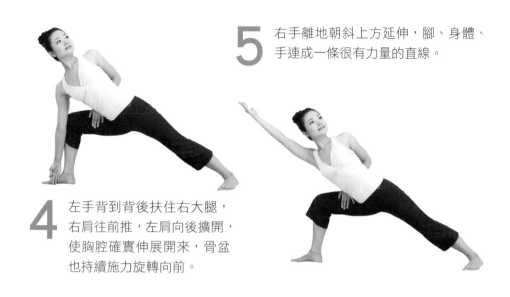

5 右手離地朝斜上方延伸，腳、身體、手連成一條很有力量的直線。

4 左手背到背後扶住右大腿，右肩往前推，左肩向後擴開，使胸腔確實伸展開來，骨盆也持續施力旋轉向前。

停留：保持沉穩的呼吸，停留 30 秒，約進行 5 次呼吸。

還原：●雙手扶地，分別放在右腳掌的左右兩側，後腳跟轉正，腳趾指向正前方，前腳向後跨，尾椎延伸向上，以向下犬式做緩和。

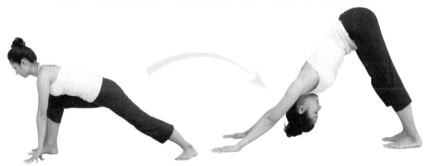

●呼吸放慢下來以後，右腳尖向外轉 45 度，朝向右前方，左腳向前大跨一步，吸氣，起身，以步驟 2 接續另一邊動作。

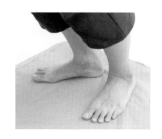

英雄變化式的初階動作

　　剛開始練習此體位法，可先停留在步驟 4，由一隻手協助分擔一些力量，動作會輕鬆許多。

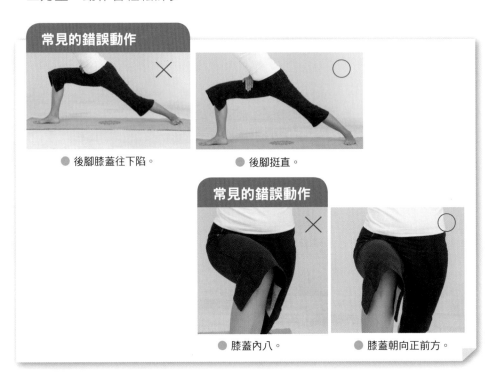

常見的錯誤動作

● 後腳膝蓋往下陷。

● 後腳挺直。

常見的錯誤動作

● 膝蓋內八。

● 膝蓋朝向正前方。

英雄變化式的效果

1. 訓練腿部肌力，雕塑腿部的線條，減少多餘的脂肪囤積，並且能有效保健膝關節，避免膝關節病變。
2. 強化核心肌群的力量，美化腰部曲線，矯正脊椎排列，使體態能更優美。
3. 扭轉脊椎，按摩背部經絡，舒緩背部的疲勞和痠痛。
4. 溫和地鍛練手臂肌肉，修飾手臂線條。
5. 疏通胃經，使身心調和。

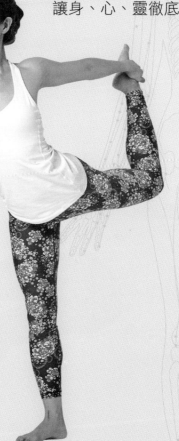

Part

5

緩和運動

在完成一連串的練習後，
讓我們躺著做幾個幫助身體更加放鬆的緩和動作，
然後舒舒服服的進入大休息式，
讓身、心、靈徹底得到解放。

頸部紓緩操

預備
身體平躺放鬆。

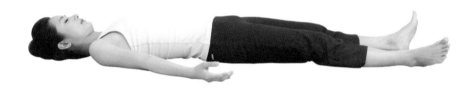

1 **吸氣**──雙手抱頭預備,吐氣時,手將頭
抱起往左胸靠近,伸展頸部右後側。
吸氣──還原回到中央。

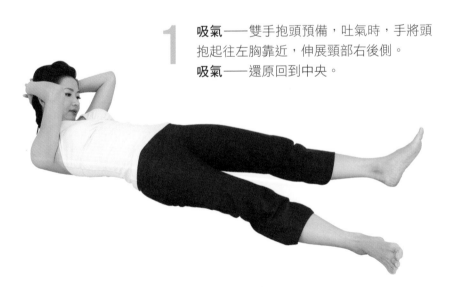

2

再次吐氣——手將頭抱起往右胸靠近，伸展頸部左後側。
吸氣——還原回到中央。

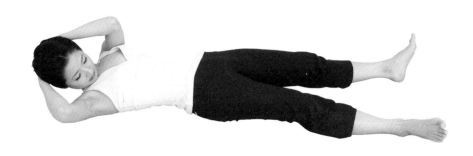

3

吐氣——手將頭抱起往中間胸口靠近，伸展頸部後側。
吸氣——再次還原放鬆。

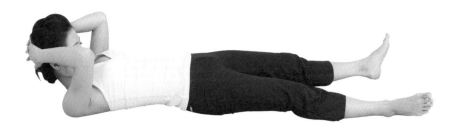

針對這三個方向，反覆兩次後，平躺放鬆，休息一下。

脊椎的延展與放鬆

1 雙手向上伸直舉起，手掌交疊，雙腳伸直併攏，壓腳背。
吸氣——手不斷地向上拉長延伸，腳不斷地向下拉長延伸，感覺脊椎徹底的延展。

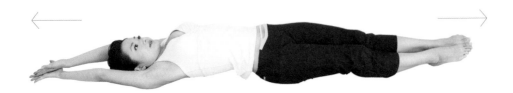

2 **吐氣**——把力量放掉，感覺到身體放鬆縮短了。

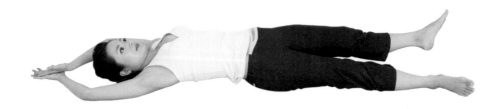

反覆進行同樣動作 2 次。

四肢的用力與放鬆

1

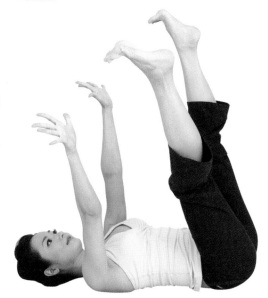

吸氣——手掌和腳掌朝向天花板方向舉起，感覺四肢充滿了力量，大手臂、小手臂、手掌，以及大腿、小腿、腳指頭，都非常非常的用力。

2 **吐氣**——一下子把力量全部放掉，讓四肢重重地掉下來，感覺所有力量都釋放開來，全身非常非常的放鬆。

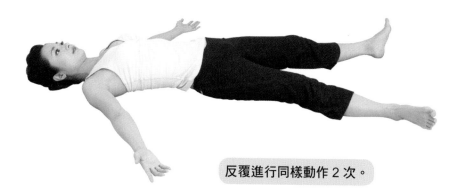

反覆進行同樣動作 2 次。

大休息式

1. 肩膀向下挪一挪、動一動，確定自己完全沒有聳肩。
2. 眉頭向外鬆開，確定自己沒有皺眉。
3. 將全身的力量都丟給地板，意念專注在呼吸上，練習腹式呼吸。

吸氣——腹部慢慢鼓起，感覺橫隔膜下降，肺腔逐漸充滿了氧氣。
吐氣——腹部向內凹進，橫隔膜上升，肺腔中的空氣向外吐出，感覺身體隨著吐氣開始往下沉、往下掉，直到所有的廢氣全都吐得一乾二淨，腹部凹得很扁很扁，再進行下一次的吸氣。

如此一次一次的練習將呼吸拉長，使呼吸愈來愈沉穩、愈來愈緩慢，身體也跟著愈來愈放鬆。就這樣休息 5 ～ 10 分鐘，如果因此而能小睡片刻，將是最有效率的休息了。

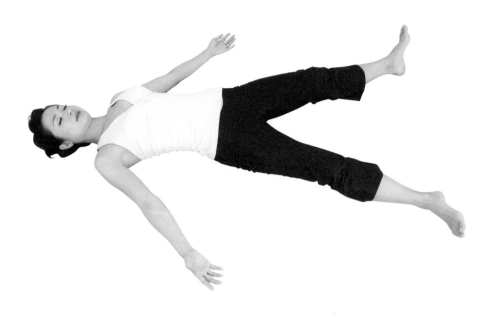

簡易臉部穴道按摩

　　從大休息式甦醒過來以後，以指腹按壓臉部的八個穴位，此八個穴位分別是十四條經絡的起終點，依照下圖找出穴道，並按說明順序，每個穴點輕輕按壓五次，可達到提神醒腦之效，讓身體整個能量場迅速恢活力和元氣。

臉部按摩順序：

睛明穴→絲竹空→瞳子髎→聽宮→承泣→迎香→齦交→承漿

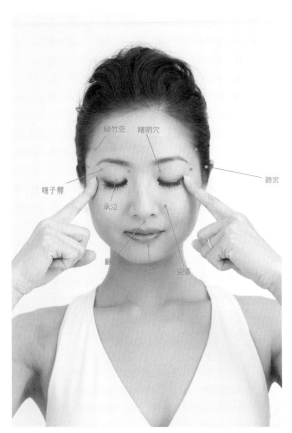

1. 睛明穴
(位於眼角和鼻根中間凹陷處)
2. 絲竹空
(位於眉毛外端凹陷處)
3. 瞳子髎 (位於眼尾外側約 1/2 拇指寬度
的凹陷處中央)
4. 聽宮
(位於耳正前方的隆起下方處)
5. 承泣
(位於眼睛下緣的中央，瞳孔正下方)
6. 迎香
(位於鼻翼外側凹陷處)
7. 齦交
(位於人中正中央)
8. 承漿
(位於下唇與下顎之間凹溝中央)

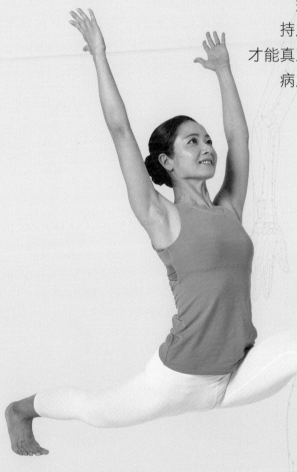

Part

6

安排課表・天天有「瑜」

學會各種瑜伽體式後，
還要「按表操課」，
持之以恆地練習瑜伽，
才能真正達到「經之所過，
病之所治」的功效喔！

一 十分瑜伽：用十分鐘鞏固一天的活力

晨起 >>>十分鐘甦醒操

　　早上剛睜開雙眼，不免還是昏昏沉沉，讓人還想多睡一會兒，此時先別急著起身離開舒服的床舖，不妨先坐起來，配合輕快柔和的音樂，來一段十分鐘的甦醒操吧！簡單的瑜伽動作不但可以提神醒腦，更可幫助我們舒筋活骨、使心情愉悅，開始充滿活力與朝氣的一天。

　　暢銷書《不生病的生活》的作者新谷醫師，其健康妙方之一就是在起床前先舒展筋骨，長期養成起床前運動的好習慣，是保持健康的不二法門。所以請別再猶豫，盡快讓自己在起床前的運動中受益吧！

　　本書所編排的暖身運動，簡單易學，而且每一個動作也都是非常和緩的，很適合當作晨間甦醒操。一連串的動作包含了全身肌肉的舒展，如果能按照步驟順序做（詳細動作流程及步驟請參閱p28～p36)，便能立即消除剛睡醒時身體的僵硬和緊繃感。

P.35　頭頸部運動

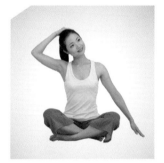

P.36　手部運動

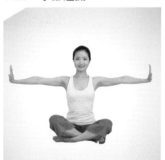

P.39　脊椎伸展操

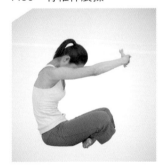

P.41　腿部伸展操

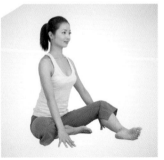

睡前 >>>十分鐘放鬆助眠操

　　許多人因為工作壓力大，躺下來準備睡覺時，腦中仍不可控制地記掛著繁雜的事務，有時甚至會因此而失眠；其實也有不少人就算進入夢鄉了，腦部仍然不停的運轉身體的肌肉也不見得是放鬆的，如此並無法得到真正、充分的休息。

　　在睡前空出十分鐘，做一做瑜伽助眠操，讓身體和心靈真正放鬆之後再入睡，能有效提升睡眠品質，逐漸降低失眠的發生。千萬不要依賴安眠藥，或順其自然地放任失眠情形持續下去，從瑜伽開始著手改善睡眠問題，才是健康又有效的解決方式。

P.109　眼鏡蛇式

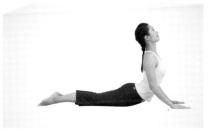

P.113　伸懶腰的貓

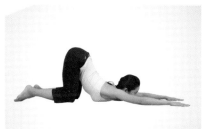

P.133　仰臥扭轉式

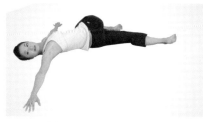

P.121　扭轉弓式

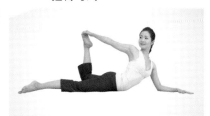

P.145　橋式

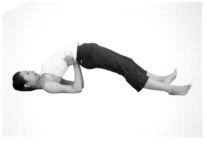

P.129　腿部伸展

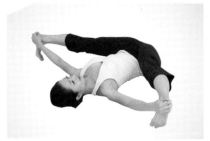

辦公室 >>>十分鐘肩頸解壓操

　　現代人大多是「坐式生活型態者」，長期坐在電腦桌、辦公桌前埋頭苦幹，忙得肩頸緊繃、腰痠背痛，卻仍發揮堅持到底的精神，捨不得花費一點點時間起來活動活動，其實這種觀念並不正確，我們的身體反而可能因為缺乏活動而感到疲累，使得工作效率降低。

　　當腰背肩頸產生痠痛且持續一段時間後，連帶的我們可能也會有頭痛的情況發生，這是因為脊椎周圍神經彼此連結、息息相關的緣故。所以無論你是從肩頸還是從下背開始酸痛，都要對我們身體發出的警訊有所警覺，若遲遲置之不理繼續忍痛，原本局部的痠痛會逐漸蔓延到其他部位。

　　為了有效發揮工作效率，每工作一、兩個小時最好就能停下來休息 10 分鐘，就近利用自己的桌椅做一套肩頸解壓操，可以讓上班族的朋友迅速提神醒腦、紓解疲勞，繼續充滿活力做好自己的工作。利用零碎的 10 分鐘時間，起身動動關節、拉筋鬆肌，讓身體保持在良好的情況下再繼續出發，反而會為你省下更多的工作時間呢！

靠牆或扶著椅背練習

P.35　頭頸部運動　　P.36　手部伸展操　　P.39　脊椎伸展操

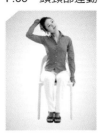
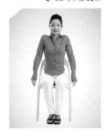

P.59　桌子式　　　　P.65　鳶式

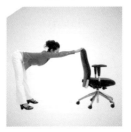
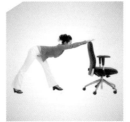

二 七天瑜伽

每天都新鮮，讓你週週保健養身

一週至少三次 (每日都能進行最佳)，每次 60 到 90 分鐘的規律瑜伽課程，最能達到養身效果。長期規律、持續地練習瑜伽，會讓你的身體總是處於精神飽滿、活力充沛的狀態。養成瑜伽的習慣能帶給我們的好處不勝枚舉，總括來説約有以下幾種：

＊保持全身經絡暢通，使身體輕鬆不緊繃，通則不痛，身心常保愉快健康。

＊矯正脊椎及骨盆等骨骼的不當發展與姿勢不良，改善背部、腰部及肩頸容易疲勞的症狀，防止脊椎病變。

＊增強體適能，強化心肺適能、肌力、肌耐力、柔軟度，使我們活力充沛，不易疲勞。

＊訓練身體每一吋肌肉，不論男女都能因為長期練瑜伽，雕塑出沒有贅肉的健美身材。

＊修心養性，提升情緒控制的能力，讓人處事更圓融、思考更正向，進而擁有幸福開闊的美好人生。

為了幫助讀者在家也能擁有一堂屬於自己的瑜伽課，我依照書中的體位法，分別編排了適合初學者、一般學員和進階者的 60 分鐘課程，只要準備好一塊防滑瑜伽墊（建議使用瑜伽專用墊）、一塊瑜伽磚（可用幾本厚書代替），及一條瑜伽輔助帶（可用毛巾代替）。選一個家中最寧靜的角落，便可開始進入迷人的瑜伽之旅。

讀者可先將本書瀏覽一遍，概略了解內容和方法後，再開始跟著課表練習。而當你練到某一個體位法時，請務必再將該體位法的説明

細讀一遍，以確保正確性及安全性。

　　從未接觸過瑜伽的讀者，建議尋求專業指導員從旁指導入門注意事項，同時閱讀本書輔助學習。你可以一週兩天在家附近的瑜伽教室上課，其他五天跟著本書的課表自學，一定會更有效率。當然，記得先從為初學者所設計的課程開始。一般學員的課表，適合已有瑜伽基礎，但沒有持續規律練習一年以上的讀者。而進階課表則是針對熟悉瑜伽各種體位法，並希望持續深入修練的讀者們所設計。

　　不必勉強自己一定要做到課表內編排的每一個動作，各個動作的難易度可以依照個人差異做出調整。在熟悉體位法的步驟、效果及注意事項後，你也可以著手為自己編排課程，如此一來，就算是天天練，也不會感到枯燥乏味。

　　自行編排課程必須要注意各堂課的「流暢性」及「全面性」。「流暢性」指的是動作和動作間的連接要順暢，避免站姿、坐姿交錯過於頻繁，這種練習的編排會讓練習者感覺不舒服，無法一氣呵成。而「全面性」指的是一整堂課下來，必須要能訓練到身體的各個部位，讓全身上下的筋骨全都舒展開來。把握了以上兩個要點，就算是自己在家編排的課程，也會在認真練習後帶來通體舒暢的感覺。

　　最重要的是**暖身運動絕對不能省略**，無論何種運動，若沒有事先暖身都極有可能帶來運動傷害。而課程最後的緩和運動，可以讓我們靜下心享受、感覺做瑜伽後徹底放鬆的感覺。千萬別急著起身去忙別的事，就像登上高山頂峰，你肯定會在山頂多花點時間飽覽風景，並不會急著馬上下山一樣。讓自己專心地進入大休息式，你會感覺到身體無比的輕鬆舒適，所有的壓力和煩惱都將因此而得到解放。休息個 5 到 10 分鐘，或者小睡半小時後，再用**臉部穴道按摩**喚醒身體。在一堂完整瑜伽課的洗禮後，讓自己帶著全新、歡喜的心情，迎接下一個生活挑戰。

● 適合初學者的一週課程

＊可參考P.186 動作難易度分類表

週一	週二	週三	週四	週五
暖身運動（10分鐘）P._33_				
閃電式 P.55	閃電式 P.55	桌子式 P.59	閃電式 P.55	桌子式 P.59
桌子式 P.59	鳶式 P.65（靠牆練習）	三角式 P.47（使用瑜伽磚）	鳶式 P.65（靠牆練習）	三角式 P.47（使用瑜伽磚）
劈腿 P.81	劈腿側伸展 P.85	兔式 P.105	劈腿側伸展 P.85	兔式 P.105
劈腿側伸展 P.85	眼鏡蛇式 P.109	弓式 P.117	仰臥扭轉式 P.133	伸懶腰的貓 P.85
仰臥扭轉式 P.133	伸懶腰的貓 P.85	扭轉弓式 P.121	橋式 P.145	俯臥扭轉式 P.125
腿部伸展 P.129	腿部伸展 P.129	腿部伸展 P.129	腿部伸展 P.129	腿部伸展 P.129
緩和運動（10分鐘）				
簡易臉部穴道按摩（10分鐘）				

主運動（30分鐘）

● 適合有基礎學員的一週課程

＊可參考P.186 動作難易度分類表

週一	週二	週三	週四	週五
暖身運動（10分鐘）P._33_				

主運動（30分鐘）

週一	週二	週三	週四	週五
三角式 P.47	閃電式 P.55	閃電式 P.55	三角式 P.47	桌子式 P.59
桌子式 P.59	鳶式 P.65	桌子式 P.59	鳶式 P.65	鳶式 P.65
駱駝式 P.89	海狗式一 P.73	劈腿 P.81	駱駝式 P.89	新月式變化式 P.97
跪姿扭轉 P.101	海狗式二 P.77	劈腿側伸展 P.85	駱駝變化式 P.93	兔式 P.105
魚式 P.137	兔式 P.105	直腿扭轉前彎 P.69	兔式 P.105	頭倒立式 P.153
梨鋤式 P.141	弓式 P.117	橋式 P.145	輪式初階 P.149	弓式 P.117
腿部伸展 P.129	俯臥扭轉式 P.125	仰臥扭轉進階 P.133	梨鋤式 P.141	扭轉弓式 P.121

緩和運動（10分鐘）

簡易臉部穴道按摩（10分鐘）

● 適合進階者的一週課程

＊可參考P.186 動作難易度分類表

週一	週二	週三	週四	週五
暖身運動（10分鐘） P._33_				
單腳閃電式 P.58	三角式進階 P.50	單腳閃電式 P.58	三角式進階 P.50	單腳閃電式 P.58
鳶式進階 P.68	英雄變化式 P.165	桌子式進階 P.63	英雄變化式 P.165	鳶式進階 P.68
反轉三角式 P.54	新月式變化式 P.97	鳶式進階 P.68	鳶式進階 P.68	反轉三角式 P.54
新月式變化式 P.97	跪姿扭轉進階 P.101	鶴式 P.161	新月變化式 P.97	駱駝變化式 P.93
跪姿扭轉進階 P.101	駱駝式進階 P.92	海狗式一 P.73	鶴式 P.161	駱駝變化式 P.93
劈腿側伸展 P.85	兔式 P.105	海狗式二 P.77	直腿扭轉前彎 P.69	劈腿進階 P.84
梨鋤式 P.141	劈腿進階 P.84	海狗進階變化式 P.157	魚式 P.137	劈腿側伸展 P.85

主運動（30分鐘）

● 適合進階者的一週課程

＊可參考P.186 動作難易度分類表

主運動（30分鐘）	週一	週二	週三	週四	週五
	魚式進階 P.140	橋式進階 P.148	梨鋤式 P.141	梨鋤式 P.141	魚式進階 P.140
	輪式 P.149	頭倒立式 P.153	腿部伸展 P.129	輪式進階 P.152	梨鋤式 P.141
緩和運動（10分鐘）					
簡易臉部穴道按摩（10分鐘）					

動作難易度分類表

○ 黃色：容易　● 綠色：中等　● 橙色：難

站的姿勢：閃電式、桌子式、三角式、反轉三角式、鳶式

坐的姿勢：劈腿、劈腿側伸展、直腿扭轉前彎、海狗式1、海狗式2

跪的姿勢：兔式、駱駝式、跪姿扭轉、駱駝變化式、新月變化式

俯臥的姿勢：眼鏡蛇式、伸懶腰的貓、弓式、扭轉弓式、俯臥扭轉式

仰臥的姿勢：腿部伸展、仰臥扭轉、魚式、梨鋤式、橋式

進階動作：輪式、頭倒立式、海狗式進階變化式、鶴式、英雄變化式

國家圖書館出版品預行編目資料

人體經絡瑜伽 / 蔡祐慈 著；-- 二版. -- 臺中市：晨星，
　2019.01
　面；　公分. --（健康與運動；18）

　ISBN 978-986-443-549-4（平裝）

　1.瑜伽 2.經絡

411.15　　　　　　　　　　　　　　　　　107020089

健康與運動 18

人體經絡瑜伽

作者	蔡祐慈
主編	莊雅琦
編輯協助	劉容瑄
美編設計	曾麗香
封面設計	賴維明
經絡療法顧問	黃玉蘭
經絡圖片提供	蘭屋美容機構

可至線上填回函！

創辦人	陳銘民
發行所	晨星出版有限公司 台中市407工業區30路1號1樓 TEL：04-23595820　FAX：04-23550581 行政院新聞局局版台業字第2500號
法律顧問	陳思成律師
初版	西元2010年8月31日
二版	西元2019年1月01日
二版	西元2020年1月23日（二刷）
總經銷	知己圖書股份有限公司 106台北市大安區辛亥路一段30號9樓 TEL：02-23672044 / 23672047　FAX：02-23635741 407台中市西屯區工業30路1號1樓 TEL：04-23595819　FAX：04-23595493 E-mail：service@morningstar.com.tw 網路書店 http://www.morningstar.com.tw
讀者專線	04-23595819＃230
郵政劃撥	15060393（知己圖書股份有限公司）
印刷	上好印刷股份有限公司

定價350元
ISBN 978-986-443-549-4